痛风怎么办？

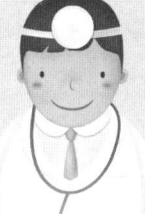

魏　华 / 主编

名医面对面丛书
第二辑

SPM 南方出版传媒
广东科技出版社 ｜ 全国优秀出版社
·广　州·

图书在版编目（CIP）数据

痛风怎么办？/ 魏华主编 . —广州：广东科技出版社，2020.12
（2022.2 重印）（名医面对面丛书 . 第二辑）
ISBN 978-7-5359-7596-6

Ⅰ. ①痛… Ⅱ. ①魏… Ⅲ. ①痛风—防治—问题解答 Ⅳ. ①R589.7-44

中国版本图书馆 CIP 数据核字（2020）第 216145 号

痛风怎么办？
Tongfeng Zenmeban？

出 版 人：	朱文清
责任编辑：	马霄行
封面设计：	柳国雄
责任校对：	陈　静
责任印制：	彭海波
出版发行：	广东科技出版社
	（广州市环市东路水荫路 11 号　邮政编码：510075）
销售热线：	020-37607413
	http://www.gdstp.com.cn
	E-mail：gdkjbw@nfcb.com.cn
经　　销：	广东新华发行集团股份有限公司
排　　版：	水石文化
印　　刷：	广州市东盛彩印有限公司
	（广州市增城区新塘镇太平洋工业区十路二号
	邮政编码：510700）
规　　格：	889×1 194mm　1/32　印张 6.5　字数 150 千
版　　次：	2020 年 12 月第 1 版
	2022 年 2 月第 2 次印刷
定　　价：	39.80 元

如发现因印装质量问题影响阅读，请与广东科技出版社印制室联系调换（电话：020-37607272）。

编委会

主　编：魏　华
副主编：张　园　　黄皓月
编　委：李秀铭　邹冬吟　王一婷　曹秋平
　　　　梁烨朗　姜红叶　程小平　李康丽
　　　　廖家如　梁晓琳
插　图：廖　祺

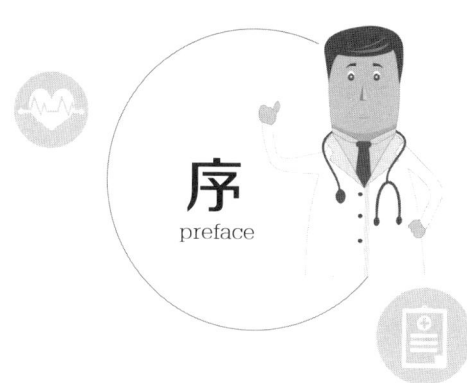

序
preface

全面建设小康社会，实现全民健康，一直是人民对美好生活的向往。

广东广播电视台南方生活广播品牌节目《名医面对面》，一直深耕名医科普多年，成为听众信赖、专家认可的节目。2018年4月与专家携手推出《名医面对面》丛书第一辑，包括中山大学附属第三医院曾龙驿教授主编的《糖尿病怎么办？》、广东省中医院魏华教授主编的《甲状腺疾病怎么办？》、广州中医药大学第一附属医院李荣教授主编的《高血压怎么办？》、广州中医药大学佘世锋教授编著的《胃病怎么办？》、暨南大学附属顺德医院尹德铭主任中医师编著的《颈肩腰腿痛怎么办？》。第一辑面市后，深受读者与听众好评，多次印刷，其中《颈肩腰腿痛怎么办？》更是入选农家书屋书目，造福了更多民众。

此次，我们再度携手广东科技出版社，重磅推出《名医面对面》丛书第二辑。第二辑的作者也都是临床一线的知名专家，包括：

《肝病怎么办？》作者：中山大学孙逸仙纪念医院肝胆外科博士生导师刘建平教授。

《痛风怎么办？》作者：广东省中医院内分泌科主任魏华教授。

《冠心病怎么办？》《高血脂怎么办？》作者：广州中医药大学第一附属医院心血管科主任李荣教授。

《抑郁症怎么办？》作者：南方医科大学南方医院心理科主任张斌教授。

《中风怎么办？》作者：暨南大学附属顺德医院康复医学科主任尹德铭主任中医师。

以上五位专家，都是深受患者喜爱的好大夫，他们在平时繁忙的医、教、研工作中，抽出宝贵的时间，用大众容易读懂的通俗笔触，把深奥的医学知识解释得清楚明白，把自我健康管理的能力交到患者手中。希望每位患者都学会调节好情绪，从容面对压力，管理好生活节奏，做自己的"保健医生"，把健康牢牢掌握在自己手中。本套丛书的出版，受惠的是广大的患者、听众与读者，在碎片化阅读的当下，让我们一起回归书籍阅读。健康让生活更美好！

全国健康节目金牌主持人
南方生活广播节目部副主任监制、主持人、记者
林伟固
2020 年 3 月

目录

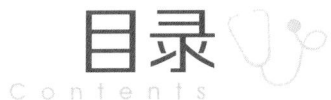

第一部分　了解痛风

1. 痛风是一种怎样的疾病？ /2
2. 怎样才能够早期发现痛风？ /7
3. 哪些人容易得痛风？ /11
4. 痛风会导致哪些后果？ /15
5. 痛风有多流行？ /19
6. 高尿酸血症是怎么回事？ /22
7. 尿酸是如何调节的？ /25
8. 为什么痛风会发作？ /28
9. 痛风性关节炎好发于什么部位？ /31
10. 什么是痛风石？ /33
11. 为什么痛风"偏爱"男性？ /35
12. 什么是痛风的发作期与缓解期？ /37
13. 痛风会遗传吗？ /40

第二部分 痛风的诊断与治疗

1. 如何确诊痛风？ /44
2. 痛风的分型有哪些？ /48
3. 痛风与其他关节痛如何鉴别？ /52
4. 如何控制痛风的发作？ /56
5. 得了痛风，要定期做什么检查？ /59
6. 尿酸的控制目标是多少？ /63
7. 痛风急性期可使用哪些药物？ /65
8. 痛风缓解期该怎样治疗？ /71
9. 应该如何选择适当的降尿酸药物？ /75
10. 什么情况下可以停用降尿酸药物？ /79
11. 痛风急性发作时需不需要加用降尿酸药物？ /81
12. 痛风能不能治愈？ /82
13. 尿酸升高但是没有痛风发作，要不要用药？ /85
14. 如何治疗无症状高尿酸血症？ /88
15. 痛风性肾结石是怎么回事？ /91
16. 痛风石破溃后怎么处理？ /95
17. 哪些中药或者中成药可以治疗痛风？ /98
18. 哪些中医特色外治法可以帮助改善痛风症状？ /102

第三部分 痛风与其他疾病并存时如何治疗

1. 痛风易伴发哪些疾病？ /112
2. 痛风性肾病是怎么回事？ /116
3. 痛风性肾结石如何治疗？ /119
4. 中医如何治疗尿酸结石和痛风性肾病？ /121
5. 西医如何治疗痛风合并肥胖、冠心病？ /125
6. 中医如何治疗痛风合并肥胖、冠心病？ /129
7. 西医如何治疗痛风合并"三高"？ /132
8. 中医如何治疗痛风合并"三高"？ /134
9. 痛风性关节炎出现严重关节病变时该如何治疗？ /137

第四部分 痛风的日常调理

1. 青少年痛风患者有什么特点？ /142
2. 老年人患痛风怎么办？ /146
3. 痛风患者怎样合理搭配日常饮食？如何控制嘌呤的摄入？ /152
4. 为什么痛风患者要多喝水？ /157
5. 痛风患者可以喝茶吗？ /160
6. 痛风患者可以饮酒吗？ /161
7. 痛风患者可以喝咖啡吗？ /162
8. 调理痛风的药膳、药茶有哪些？ /164
9. 痛风患者应如何合理运动？ /169
10. 出现痛风石的关节该如何进行日常护理？ /173
11. 如何减轻痛风带来的心理负担？ /178

第五部分 痛风及其并发症的预防

1. 痛风的三级预防是指什么？ /184
2. 痛风的非药物预防指的是什么？ /188
3. 痛风患者应该怎样保护肾脏功能？ /192
4. 痛风患者应如何预防病情复发？ /194

第一部分
了解痛风

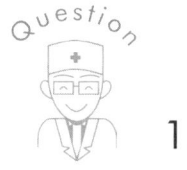

1. 痛风是一种怎样的疾病?

什么是痛风?请看这一段文字描述:"夜幕降临,一位平素健康的男性进入了梦乡;睡到半夜两点左右,他被大脚趾的剧烈疼痛所惊醒,这种疼痛好像关节脱臼一般;紧接着,他感到一阵寒战和些微的发烧,而疼痛的程度越来越剧烈,畏寒和发热的现象也更加严重了,他感到自己的韧带好像要被撕裂,骨头在被恶魔啃噬,痛苦的感觉已经冲到最顶峰,连床单盖在身上或者有人走进房间发出的轻微振动都会引起痛苦的恐惧,整个夜晚,他就在痛风关节痛的严酷折磨之下度过。"这是17世纪的一位名叫托马斯·塞登海姆(Thomas Sydenham)的医生对痛风发作时的情景做出的描述,因为他描述得翔实生动,所以至今仍为许多医生所认同。

痛风主要表现为突发的关节的剧烈疼痛,关节处红肿热痛,甚至疼痛在多关节间游走发作,而1周左右疼痛便又如风息般缓解,不久又突然复发,纠缠不休。痛风起病急,大多数患者会在深夜因关节疼痛而惊醒。其疼痛进行性加剧,在1~2天达到高峰,呈撕裂样、刀割样疼痛,又多在数天或2周内自行缓解。临床上最常见于第一跖趾关节(即大脚趾根部),除此以外,足背、膝关节、腕关节等也可受累。痛风发作时常常伴有发热、寒战、头痛等全身症状,并可出现白细胞升高、血沉增快。

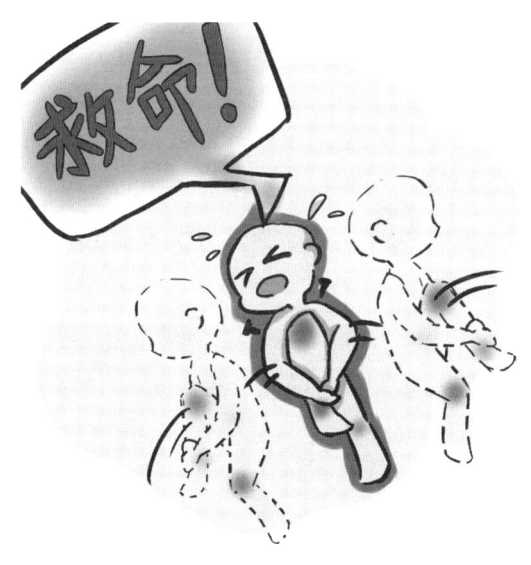

痛风,通俗地说,就是因为人体内的尿酸盐沉积在关节和关节周围的组织中,从而引起关节的炎症反应。因为关节附近本来是没有尿酸盐这种东西存在的,所以如果尿酸盐慢慢出现并且越

来越多，身体里负责"保卫"的细胞们就会认为这是一种外来"入侵"的敌人，人体就要启动免疫机制消灭它，于是免疫系统就指挥相关的细胞"作战"，在尿酸盐堆积的地方发起消除"异己"的战斗，细胞层面它们打得热火朝天，从人体表面看，就是关节的红、肿、热、痛了。

那为什么体内会出现那么多本不该出现的尿酸盐沉淀呢？

痛风与嘌呤代谢紊乱和／或尿酸排泄减少所致的高尿酸血症直接相关，是一种代谢性疾病。引起痛风最根本的原因是人体内的尿酸水平升高，而尿酸浓度达到一定程度后，在血液中就会呈现过度饱和的现象，于是就会以尿酸盐结晶的形态沉积在关节及其周围组织、皮下组织、肾组织中，从而引起痛风性关节炎、痛风石、痛风肾病等。既然说起了尿酸，就不得不说与之关系十分密切的嘌呤了。人体内有37.2兆亿的细胞，每天24小时不间断地辛勤工作着。它们无时无刻不在进行着新陈代谢，所谓新陈代谢，简单来说，就是新物质不断替代旧物质的过程，新生的细胞发育成熟就会替代陈旧老化的细胞，而这些老化的细胞就要被身体"淘汰"，也就是氧化分解。

DNA是脱氧核糖核酸的英文缩写，而脱氧核糖核酸就是一类载有生物遗传信息的核酸，它存在于细胞核中。当细胞被破坏时，细胞核中的核酸会被释放出来。核酸经过氧化分解，就形成了嘌呤。嘌呤在人体内主要是以嘌呤核苷酸的形式存在，它在人体中起着组成核酸，储存、传递遗传信息和提供能量的重要作用。嘌呤除了来源于人体中的遗传因子分解外，还来源于食物，动物内脏、红肉、海鲜、啤酒等都含有较高的嘌呤。人体每天摄入和分解产生的大部分嘌呤都由肝脏进行氧化变成尿酸。在正常情况下，人体内产生的尿酸，大约有2/3通过肾脏产生的尿液排出体外，其余的1/3通过粪便、汗液等进行排泄。由此可见，每个人体内都存有尿酸，这些尿酸一直处于不断生成、排泄的过程中，因此它在血液中可以维持着一定的浓度。但如果摄入含嘌呤的物质过多，或者嘌呤代谢发生紊乱导致尿酸生成增加，或者尿酸排泄减少，血液及体液中的尿酸浓度都会异常升高，所以，痛风患者体内的尿酸浓度会超过机体的正常水平。

综上所述，人体内的尿酸过多无非就是两个原因：一是尿酸的产生过多，人摄入和分解产生的嘌呤过多，就会导致氧化生成的尿酸也过多；二是尿酸的排泄过少，尿酸生成了排泄不出去，就会在体内积累起来，引起尿酸过多。

那么，尿酸过多就一定会痛风发作吗？

答案是否定的。医学上把体内尿酸高浓度的状态称为高尿酸血症，它是由多种代谢紊乱影响到尿酸的代谢所导致的最终结果。高尿酸血症不一定都会造成痛风发作，而出现痛风发作症状的患者也有部分人的尿酸处于正常水平，但得了高尿酸血症就要警惕痛风发作的可能。

有很多人把痛风叫作"富贵病"，认为痛风是吃出来的毛病。之所以这种看法能在民间流行，不是没有它的道理的。现如今，随着人们生活水平的逐渐提高，加之不科学、不合理的饮食结构和习惯，人们摄入含高嘌呤的食物增多，痛风的发病率逐年增加。痛风的发病已证实与进食高嘌呤饮食有关，并与饮食结构的改变密切相关。所以很多人会把痛风称为现代"富贵病"。但是，痛风的发生不完全是因为饮食问题。还有其他原因，比如遗传因素。遗传因素就像一颗子弹，而环境因素就像扣动扳机的手。如果家族中有人已经确诊了高尿酸血症和痛风，那么他的亲属就要提高警惕了。但是如果能保持健康合理的饮食习惯和生活作息规律，那么还是不会轻易患上痛风的。

综上所述，每个人身体中都有尿酸，但痛风患者体内的尿酸浓度过高，因此会析出尿酸盐结晶沉积在关节组织，引起关节的炎性病变，这种病变多发于大脚趾根部，也可见于全身其他关节部位；痛风的发病与遗传因素和高尿酸血症分不开，遗传因素与家族基因相关，而高尿酸血症可能与不合理的饮食生活习惯相关，因此可以通过合理的预防进行规避。

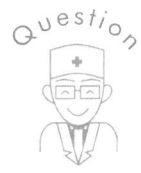

2. 怎样才能够早期发现痛风

（1）痛风的分期

痛风在临床上被分为四个期，分别为无症状的高尿酸血症期、痛风性关节炎发作期、痛风发作间期、痛风石与慢性痛风性关节炎期。这四个时期的严重程度是层层递进的。

无症状的高尿酸血症期：高尿酸血症可能是痛风发作的前奏，在此时期患者除了血尿酸的指标升高外，并没有其他明显的不适，没有关节炎的发生，也不会看到明显的痛风石和泌尿系统结石。临床上患者多因为体检或者是其他疾病住院检查才发现自己有高尿酸血症，有些无症状的高尿酸血症可能一生都会存在，并没有什么大碍，而也有可能会转变成急性痛风性关节炎或肾结石。

急性痛风性关节炎期：表现为关节突然剧烈疼痛，患者通常会因为突如其来的剧痛在此时选择就医，这一时期由高尿酸血症发展而来，患者的血尿酸持续增高，导致急性痛风性关节炎突然发作。早期痛风较常侵犯单一关节，其中约有半数发生于单侧第一跖趾关节（即大脚趾根部），需要注意的是，首次发作并不一定是在大脚趾，其他脚趾、脚背、脚踝、脚跟、膝、腕、手指和肘等关节部位都有可能发作。这一时期的疼痛会在几天或数周内自动消失，关节可完全恢复正常，不遗留活动功能障碍。这一时期可能会一直存在，痛风也可以反复发作，特别是食用高嘌呤饮食后。实际上，在疼痛消失后，尿酸盐结晶并没有消失，关节会渐渐变得肿胀僵硬、屈伸不利。处于这个时期的患者一般还没有形成皮下痛风石，也没有明显的肾脏病变（如尿酸性肾病及肾结石），肾功能一般都在正常水平。

痛风发作间期：这一时期患者的症状消失，急性痛风性关节炎渐渐好转，疼痛减轻并逐渐消失，但一定要注意，这并不代表痛风已经痊愈，它仍有可能"死灰复燃"。发作间期的长短不等，可能会持续一两天至几周，甚至几年。如果此时再不注意合理安排生活，也不及时就医的话，痛风就会卷土重来。反反复复发作的关节炎症会造成关节的损伤，就像两方士兵反复在同一个地方打仗，那个地方便会"生灵涂炭"。随着关节炎症的频繁发作，关节就会出现不同程度的骨破坏与活动功能障碍，形成慢性痛风性关节炎。可能还会出现皮下痛风石，也可能造成尿酸性肾病及肾结石，在此时期肾功能可能正常，也可能有轻度减退。

痛风石与慢性痛风性关节炎期：这一时期患者已经出现了痛风石，痛风石会导致关节畸形，使关节功能障碍日益严重。皮下痛风石增多，体积增大，容易破溃，流出白色浓稠液体（即尿酸盐结晶）。除此之外，尿酸盐也会不断沉积到肾脏，形成泌尿系统的结石，如肾结石等，临床可能会出现浮肿、少尿、蛋白尿、夜尿增多、高血压、贫血等症状，这提示肾功能受到损害并且已经有了明显的减退。病情进一步发展，则可能出现不易逆转的肾衰竭而危及生命。

（2）早期发现痛风的方法

早期发现痛风最简单而有效的方法就是检测血尿酸浓度。

成年男性的血尿酸正常值为3.5~7mg/dL（1mg/dL≈60μmol/L），成年女性绝经前为2.5~6mg/dL，绝经后接近男性。在人体的生理条件下，血中至少98%的尿酸以钠盐的形式存在，不分性别、年龄，血清中单钠尿酸盐的最大饱和量为7mg/dL，超过此值即为高尿酸血症。

如果血尿酸浓度已经超标，那么就要注意控制饮食并改变生活习惯，记牢"管住嘴、迈开腿"的原则，积极预防高尿酸血症。最好定期检查血尿酸水平，这样可使痛风的早期发现率大大提高。

痛风在治疗上提倡早发现、早治疗。因此，及时发现痛风或者其危险因素至关重要，但有时由于种种原因，人们往往不能定期、按时去医院体检。所以生活中见到的痛风患者，绝大部分都是在病情非常严重的情况下才发现的，这对后期的治疗非常不利。因此，在生活中如果出现以下情况，应该想到痛风的可能性，及时到医院咨询医生，做血尿酸和其他相关的检查。

◎不明原因的关节疼痛，如足趾关节或手关节及其他关节有不明原因的红肿疼痛，未采取任何措施也能缓解，但是常常反复发作，其部位相对固定。如果疼痛的发作与进食高嘌呤饮食有关，那么应该及时到医院做相关的检查和治疗。

◎中年以上的男性，有高嘌呤饮食习惯，如喜欢吃红肉、海鲜，喜欢饮酒，尤其是啤酒，身体肥胖，不喜欢运动，同时出现关节疼痛不适等症状。

◎不明原因的泌尿系统结石，尤其是多发性肾结石或双侧肾结石。

◎有关节炎的疼痛病史，在关节周围皮下组织或耳郭周围出现结节。

◎关节炎急性发作，用痛风治疗药物秋水仙碱治疗效果显著，尤其是对消除关节肿痛疗效显著，这就是医学上说的"诊断性治疗"，此时应该想到这种关节炎是与痛风相关的关节炎。

◎皮下结节穿刺或结节自行破溃后见白色牙膏样的物质，应当高度怀疑痛风结节。

◎父母等直系亲属有痛风的病史。

肥胖、高血压、高脂血症、糖尿病、动脉硬化或冠心病的患者，60岁以上的老年人，无论男女，无论是否肥胖，以及肥胖的中年男性及绝经后的女性都应该常规检查血尿酸，以明确有无高尿酸血症。

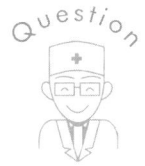

3. 哪些人容易得痛风

严格来说，各个年龄段的人均可能罹患痛风，但相对来说，成年男性的发病率高于成年女性和儿童，临床上痛风以中年男性多见，相较之下少见于青少年。大多数男性在青春期后就存在无症状高尿酸血症的可能，而女性则多在停经后进入高尿酸血症的危险期。无症状的高尿酸血症一旦产生，通常无法根除，而痛风可能在任何时候发作。

（1）痛风"重男轻女"

痛风的发病有明显的性别差异，男性多于女性，男性患者与女性患者的比例为15：1。从发病人群来看，痛风更加"青睐"中年男性。男性血尿酸水平通常高于女性，而且同样尿酸水平的人群中，男性痛风的发生率也明显高于女性。这可能和很多中年男性应酬多、喜饮酒吃肉有关。但这并不代表女性朋友们可以放松警惕，女性痛风多发生在绝经后，国外研究显示这可能与雌激素水平下降有关。绝经后的女性如果伴有肥胖、高血压、饮酒等情况，往往痛风的发生率会明显升高。

（2）痛风患者多为中老年人

中老年是高尿酸血症、痛风的高发年龄段。这个年龄段的人身体机能逐渐下降，各项功能逐渐衰退，容易患动脉粥样硬化、高血压、糖尿病、肾病等疾病，这些疾病容易导致肾脏功能下降，除了这些疾病本身，治疗疾病所使用的药物，如噻嗪类的降压药等，容易产生副作用，也会引起尿酸升高。大约有80%的高尿酸血症患者同时患有肥胖、高血压、高脂血症、糖尿病、肾病等疾病。

（3）痛风的年轻化趋势

近年来痛风的年轻化成为一个大问题，很多二三十岁的人也开始跟高尿酸血症或痛风"相依为伴"了，其原因主要有以下几点。

肥胖：肥胖是痛风的主要危险因素之一，肥胖的后果是体内尿酸增加，肾脏无法彻底清除多余的尿酸，这直接增加了痛风发生的风险，因此肥胖患者痛风发病年龄较一般人偏早。随着体重指数（BMI）的增加，痛风的发生率明显升高，而且内脏脂肪与痛风的发生亦密切相关。高甘油三酯血症和肥胖均是痛风的危险因素。肥胖可导致胰岛素抵抗，通过多种途径最终导致肾脏尿酸排泄减少。近十多年来，我国年轻人肥胖人数在向欧美靠近，加上多数人起居不规律、体力活动越来越少，势必造成体内血尿酸的增加，长期下去，年纪轻轻就发生痛风也就在意料之中了。

饮食：饮食结构不健康、不科学，经常吃高嘌呤的食物是引起痛风的重要因素之一，富含嘌呤的食物（如红肉、海鲜）可增加高尿酸血症或痛风的发生风险。啤酒中含有大量嘌呤成分，因此诱发痛风的风险最大，饮酒过量是痛风发作的独立危险因素。另外，果糖是一种可升高血尿酸水平的碳水化合物，可促进尿酸合成，抑制尿酸排泄，故含果糖的物质，如含糖饮料等的大量摄入也可使血尿酸水平升高。中青年人吃太多的肉类和海鲜，饮过多的啤酒、饮料之后，体内的尿酸水平升高，就可能造成尿酸盐沉积而最终导致痛风的发生。

药物：近年来，血脂异常、高血压、心血管疾病、糖尿病等逐渐增多，并且有年轻化的趋势，这些疾病和痛风有密切的关系。它们会通过不同机制影响尿酸的代谢。高血压是痛风发作的独立危险因素。有资料显示，患有高血压的患者发生痛风的风险显著高于非高血压者。可能原因是：高血压导致微血管病变后造成组织缺氧，之后血乳酸水平升高，抑制了尿酸盐在肾小管的排泄，最终引起尿酸潴留导致血尿酸升高。人体内甘油三酯的升高亦会影响嘌呤代谢，阻止尿酸从肾脏排泄。同时，某些疾病可能需要长期使用利尿剂、小剂量阿司匹林（75～150mg/d）、环孢素、他克莫司和吡嗪酰胺等药物，而这些药物可促进血尿酸升高，增加痛风的发生风险。

家族史：痛风是一种有遗传倾向的疾病。人体中的嘌呤在代谢时需要各种酶的参与，当遗传基因缺损或异常时，酶不能正常发挥作用，嘌呤就会出现代谢异常，从而引发高尿酸血症和痛风。研究发现，高尿酸血症和痛风呈家族聚发倾向。这可能有两种原因：一是环境因素，因为同一家庭的人饮食和生活习惯很相近；二是遗传因素，痛风发病与遗传有关。痛风虽有家族高发的可能，但并不等于说父辈有痛风，后代就一定得痛风。痛风患者的后代在成年后应定期检查，提早预防，以免患病。

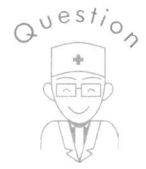

4. 痛风会导致哪些后果

由于痛风发病具有隐蔽性，因此早期痛风患者的症状可能极不明显，但若是已经确诊痛风的患者长期得不到有效治疗，或者自己疏于控制调理，导致病情进一步发展，那么不仅会影响全身的关节活动，而且还会引起其他脏器的损害，造成生活质量降低，甚至死亡。痛风导致的主要后果如下。

（1）痛风肾病

持续性高尿酸血症在临床上可能引起肾脏病变，严重者可发展至尿毒症。痛风肾病有急性和慢性之分，急性痛风肾病多见于继发性痛风。所谓继发性痛风,就是指由恶性肿瘤、肾脏损伤、过度运动、药物等多种原因引起的痛风。急性痛风肾病是因为尿酸结晶在肾小管内急骤沉淀,这些结晶可引起肾小管堵塞,肾小管内的压力因而增高,肾小球滤过率降低而导致急性肾衰竭;慢性痛风肾病是尿酸盐结晶沉积于肾组织引起的慢性间质性炎症,患者病情进展缓慢,多在不知不觉中发病,早期可无明显症状,但有可能出现间歇性蛋白尿(当化验小便的时候会时不时出现尿蛋白阳性)。随着病情的发展,患者可出现高血压、氮质血症等表现,如不及时治疗,可发展为尿毒症、肾衰竭而危及生命。有研究表明,痛风肾病与痛风性关节炎的严重程度无明显关系,即轻度的痛风性关节炎患者可能有肾脏病变,而严重的痛风性关节炎患者不一定会有肾脏病变。

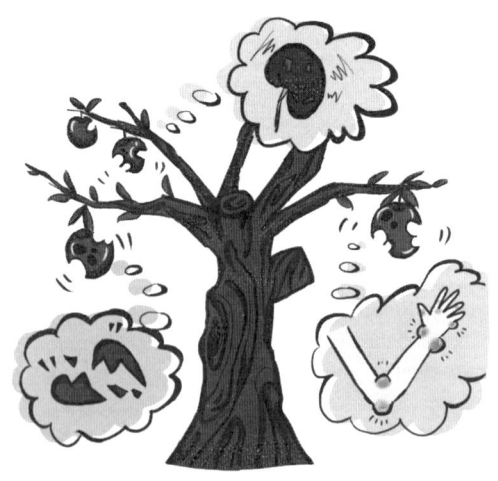

(2)泌尿系统结石

痛风患者体内产生的过多尿酸盐可能会沉积在肾组织当中,

形成结石。一般情况下，较小的结石可随尿液排出，常无感觉，只是在尿沉渣中可见细小褐色沙砾；而较大的结石可造成输尿管梗阻而引起血尿及肾绞痛，排尿不畅继发感染则可发为肾盂肾炎。巨大结石可造成肾盂肾盏变形、肾盂积水。泌尿系统结石可造成肾的损伤，影响肾脏功能，加快肾功能恶化的进程，如果不加以治疗，最终会引起肾衰竭。

（3）缺血性心脏病

痛风和高尿酸血症可形成过多的尿酸盐结晶，这些结晶随着血流可遍布全身各个部位，而持续的高尿酸血症会使过多的尿酸盐结晶沉淀在血管内，就像水管内沉积了很多泥沙，再加上血小板的凝集亢进，可能会诱发动脉硬化，若是给心脏肌肉供血的冠状动脉发生硬化或阻塞，就会导致血液的流通受到阻碍，氧气等物质不能及时足量送达，因而引起胸痛及心肌坏死，造成缺血性心脏病。目前，美国心脏病协会已把痛风列为缺血性心脏病的危险因素及动脉硬化的促进因子。

（4）关节残疾，痛风反复发作

如果不能对痛风进行科学、系统的治疗，痛风性关节炎反反复复发作，就会引起骨质关节面的破坏及周围组织纤维化，关节因而发生僵硬畸形，而慢性痛风性关节炎又会导致痛风发作得更加频繁，间歇期缩短，疼痛逐渐加剧，受累的关节包括膝关节、踝关节、肘关节等，严重者可累及肩关节、髋关节、脊柱，诱发关节的破坏与畸形，最终导致关节的残疾。另外，皮肤的痛风石破溃后如未及时采取治疗措施，又不注意清洁卫生，可能会造成细菌感染，严重者会因细菌感染蔓延到血内引起菌血症。

需要注意的是，上述后果并不是痛风的必然转归，只要重视痛风的防治，不要一边治疗，一边进食高嘌呤饮食，那么还是可以避免发生以上情况的。

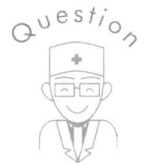

5. 痛风有多流行？

痛风在古代是一种罕见的疾病,因为它偏爱王侯将相、达官显贵,而普通百姓极少患病,因此被称为"王者之病"和"富贵病"。《历史上最有影响力的100人》一书中记载的100位名人中,至少有10人患有痛风。不仅仅是人类,动物中的王者——霸王龙也难逃痛风的魔爪。1990年,古生物学家发现了一具非常完整的霸王龙化石,经检查,这头28岁的霸王龙的尾椎骨有关节炎的痕迹,有学者指出,这很有可能是痛风引起的。

那么,在古代罕见的"王者之病"在现代有多流行呢?

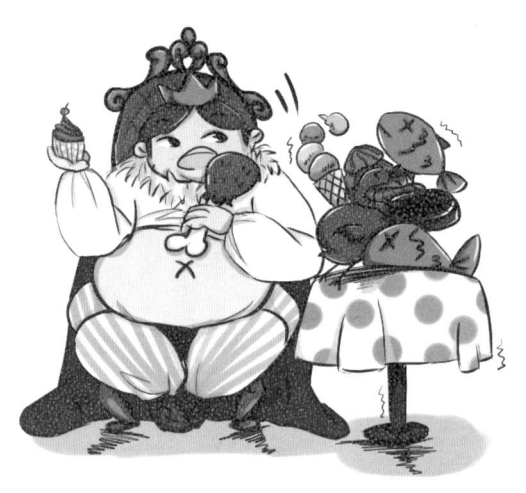

　　由于饮食生活习惯、医疗条件等因素的不同，不同国家痛风的患病率也有所不同。美国国民健康与营养调查的数据显示，美国 1988—1994 年的痛风患病率为 2.64%，而 2007—2010 年的痛风患病率升至 3.76%。一项基于 120 万英国人的健康档案大数据显示，2012 年英国痛风患病率约为 2.49%。我国不同时间、不同地区报告的痛风患病情况显示，目前我国高尿酸血症的患病率为 5.0%～23.4%，痛风的患病率在 1%～3%，并呈现逐年上升趋势。国家风湿病数据中心网络注册及随访研究的阶段数据显示，截至 2016 年 2 月，基于对全国 100 家医院 6814 例痛风有效病例的研究发现，我国痛风患者的平均发病年龄为 48.28 岁，其中男性发病的平均年龄为 47.95 岁，女性发病的平均年龄为 53.14 岁，也有逐步年轻化的趋势。男女患病比例为 15∶1，其中，超过 50% 的痛风患者超重或肥胖。首次痛风发作时的血尿酸水平，男性为 527μmol/L，女性为 516μmol/L。这些痛风患者就诊的原因有关节痛、乏力、发热等，其中关节痛为主要原因，男性因关节痛就诊的占 41.2%，女性因关节痛就诊的为 29.8%，其次为乏力和发热。此外，研究还发现，男女发病的诱因有很大差异，男性主要为饮酒诱发，其占比为 25.5%，其次为高嘌呤饮食，占比为 22.9%，另外还有 6.2% 的男性因为剧烈运动诱发；而女性最主要的诱发原因为高嘌呤饮食，所占比例为 17.0%，其次为突然受冷，占 11.2%，剧烈运动占 9.6%。由此可见，诱发痛风的最主要因素还是"管不住嘴"，高嘌呤食物和饮酒成为占比最多的诱发因素。

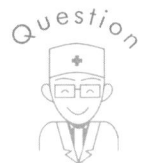

6. 高尿酸血症是怎么回事？

（1）高尿酸血症的诊断

高尿酸血症是由嘌呤代谢异常引起的代谢性疾病。嘌呤的代谢终产物是尿酸，若其排出过少或生成过多都会导致人体尿酸浓度升高。尿酸浓度是指人体血液中尿酸的浓度。其正常范围与性别、年龄有关。男性、绝经后女性非同日两次空腹血尿酸大于7mg/dL（420μmol/L），绝经前女性血尿酸大于6mg/dL（360μmol/L），即可诊断为高尿酸血症。血尿酸水平与饮食的相关性强，因此存在较大波动，应反复检测。

由于女性雌激素能促进肾脏对尿酸的清除，所以绝经前女性血尿酸水平较低。可见高尿酸血症有着明显的性别差异，即"重男轻女"，相同年龄段，男性血尿酸水平明显高于女性，男性高尿酸血症的患病率也明显高于女性。

（2）高尿酸血症的分型

尿酸排泄减少型：尿酸的生成正常，只是排泄减少，从而导致尿酸升高。90%的原发性痛风患者高尿酸血症的原因与此相关。

尿酸生成增多型：尿酸排泄正常而生成增多，由此，尿酸排泄与生成失去平衡，从而引起高尿酸血症。10%的原发性痛风患者高尿酸血症的原因与尿酸生成过多相关。此类患者多数是"吃"出来的。

尿酸排泄减少、生成增多型（混合型）：是尿酸排泄减少与生成增多混合在一起的类型。

（3）高尿酸血症与痛风发作的关系

高尿酸血症是痛风发作的基础，但不一定会导致痛风发作，只有高浓度的尿酸沉积在关节腔、软组织、软骨和肾脏中，形成尿酸性晶体造成损害才会出现痛风发作的症状，包括痛风性关节炎、痛风肾病、痛风石等。高尿酸血症只有发展到出现上述临床症状时，才称之为痛风。从血尿酸增高到出现痛风发作的相关症状时间可长达数年至数十年，有些患者甚至可终身不出现症状。但这只是极少的一部分，多数会出现临床症状。因此不能心存侥幸，一旦发现血尿酸升高，就应及时求医，积极治疗。

现代医学认为，高尿酸血症是痛风发作最重要的生化基础和最直接病因。痛风发作的频率与血尿酸水平直接相关。一项临床研究显示：血清尿酸浓度高于6mg/dL（360μmol/L）与痛风发作有显著相关性。若血尿酸浓度低于7mg/dL（420μmol/L），痛风的年发病率为0.1%；若血尿酸浓度为7~8.9mg/dL（420~534μmol/L），痛风的年发病率为0.5%；若血尿酸浓度高于9mg/dL（540μmol/L），痛风的年发病率为4.9%，5年累积发病率高达22%。

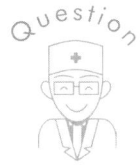

7. 尿酸是如何调节的

尿酸是嘌呤的代谢终产物。人体中的尿酸80%来源于内源性嘌呤代谢，20%来源于富含嘌呤或核酸蛋白的食物。人体中的尿酸平均值为1200mg，每天产生约750mg，排出500～1000mg。从比例上看尿酸的内源性来源比外源性来源更多。尿酸生成过多或排泄过少时都会导致高尿酸血症的形成。

尿酸的生成和排泄是涉及多种因素的复杂过程，我们可以从高尿酸血症形成的原因来看尿酸是如何调节的。

（1）尿酸生成过多

尿酸生成过多与高嘌呤饮食有关。根据不同食物中嘌呤含量的不同，可以把食物分成高嘌呤食物（如动物的脑、心、肝、肾，沙丁鱼、老火汤等）、中嘌呤食物（如豆腐、蘑菇、牛肉、鳝鱼等）和低嘌呤食物（如大米、鸡蛋、牛奶、苹果、白菜等）。

饮酒的人发生高尿酸血症的危险性比不饮酒者高，可能原因有以下几点：①酒精可促使人体内乳酸的合成增加，乳酸又可以抑制肾脏排泄尿酸的功能；②酒精可以增加人体内嘌呤合成的速度，使其产量增加；③饮酒过程中常会摄入过量含丰富嘌呤和蛋白质的食物；④某些酒类，尤其是啤酒在发酵过程中可产生大量嘌呤。

嘌呤代谢障碍可导致嘌呤的利用率下降，进而使尿酸的生成增多。

（2）尿酸排泄减少

肾脏是人体排泄尿酸的主要器官，人体内每天产生的尿酸约2/3由肾脏排泄，余1/3由肠道及汗腺等排出体外。肾脏对尿酸的排泄过程包括肾小球滤过、肾小管重吸收、肾小管分泌及肾小管分泌后重吸收四个步骤，尿酸的净排泄量取决于肾小管的分泌作用及其分泌后的重吸收作用。在一般群体中，80%~90%的痛风患者存在尿酸排泄不足的情况。当肾脏的排泄功能出现障碍时，尿酸就会堆积在人体内，从而形成高尿酸血症。疾病、药物和遗传等因素可导致肾脏的尿酸排泄功能下降，从而导致高尿酸血症。另一方面，高尿酸血症又可以导致或者加重肾脏疾病的发生、发展。两者往往互为因果、相互促进。研究证明，高尿酸血症不仅是慢性肾脏疾病新发的独立危险因素，也是促进慢性肾脏疾病进展的独立危险因素。

(3) 中医调节尿酸的思路

大多数中医学者将高尿酸血症的病机归结为脾肾亏虚、痰浊湿热、瘀阻血脉、痰瘀互结、浊毒内生。本虚为脾虚、肾虚、肝肾不足，标实为湿浊、湿热、痰瘀阻滞。高尿酸血症患者多有痰湿、湿热、气虚、血瘀、阳虚及阴虚。本虚与标实均强调痰湿这一病理因素对于高尿酸血症的影响。脾失健运，痰浊内生，日久化热，痰浊湿热内蕴，导致血中尿酸生成过多；肝失疏泄，肾司二便功能失调，痰浊湿热阻滞，导致血中尿酸排泄减少。过多的尿酸积聚于体内，最终形成对身体有害的病理产物。

高尿酸血症因为没有明显的临床症状，往往被人们所忽略。中医强调"未病先防，已病早治"，因此对于防治高尿酸血症具有独特优势。若对高尿酸血症患者的痰湿体质进行干预调节，可使 80% 的内源性嘌呤得到分解代谢，从而降低血尿酸。中医"治未病"从调整体质状态入手，控制血尿酸水平，防止其进一步演变成痛风及相关性疾病。调节偏颇体质可达到阴阳平衡，使痰湿体质趋向平和体质，气血调畅，五脏安和，脏腑功能各司其职。运用"治未病"思想，充分发挥中医药调节体质的优势，成为调节尿酸、防治高尿酸血症的一种新思路。

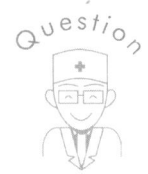

8. 为什么痛风会发作

痛风的急性发作一般是由于人体血尿酸的波动过大所致，主要与血尿酸的急性升高有密切关系。痛风发作一般表现为急性的痛风性关节炎，它是尿酸盐结晶沉积在关节所引起的。

高尿酸血症是痛风发作最重要的生化基础。将血尿酸水平控制在 $300\mu mol/L$ 以下更有利于痛风石的溶解。但是临床上，亦存在血尿酸不高的急性痛风发作患者，此类患者的发作机制尚未明确。可见，仅依据血尿酸水平既不能确定痛风的诊断，也不能排除痛风的诊断。

血尿酸的平衡取决于嘌呤的吸收和生成、分解和排泄。导致人体内血尿酸的波动过大的原因，除了前面提到的高嘌呤饮食和酗酒外,还有大量无氧运动、精神过度紧张、降尿酸治疗时血尿酸下降过快。

(1) 大量无氧运动

无氧运动是相对有氧运动而言的。在运动过程中,身体的新陈代谢是加速的,加速的代谢需要消耗更多的能量。人体的能量是通过体内的糖、蛋白质和脂肪分解代谢得来的。在运动量不大时,比如慢跑、跳舞等情况下,机体能量的供应主要来源于糖的有氧代谢。以糖的有氧代谢为主要供应能量的运动就是有氧运动。当我们从事非常剧烈的运动,或者是需要急速爆发的运动时,例如举重、百米冲刺、摔跤等,机体需要在瞬间得到大量的能量,这是有氧代谢所不能满足的,于是就需要进行无氧代谢,这种状态下的运动就是无氧运动。无氧代谢会导致嘌呤代谢的增加,因此会导致尿酸的增加。同时,无氧运动中产生的大量乳酸等物质会抑制尿酸的排泄。所以说,大量的无氧运动就会导致短时间内尿酸大幅度增加,进而引发痛风发作。

(2) 精神过度紧张

对于精神过度紧张引起痛风发作的情况,目前医学界还没有完全阐明其机制。一般当一个人处于过度紧张的状态时,他身体的代谢必定也会跟着紧张起来,就好像将军在前冲锋陷阵,那么他的兵肯定也不会示弱,因此尿酸的产生速度也会增加。另外,精神过度紧张的人饮食也会偏于重口味,进而导致尿酸增加。因此压力这个东西,不能没有,但也不能过大。在平时高强度的学习和工作当中要学会劳逸结合,适当缓解压力。

经常感觉疲劳和作息不规律的人发生痛风或高尿酸血症的危

险性也会升高。感觉疲劳和作息不规律是两个相关联的因素，作息不规律可以导致疲劳进一步加重，从而导致机体能量消耗殆尽、代谢产物堆积和机体内环境变化等现象，同时也会导致体内尿酸的代谢受到影响，进而增加痛风发作的危险。

（3）降尿酸治疗时血尿酸下降过快

在临床上，不少患者的尿酸并不高，但为什么还会痛风发作呢？其实很多时候是因为降尿酸"操之过急"！在降尿酸治疗早期，若血尿酸突然下降幅度过大，会导致已沉积在关节及周围组织的尿酸盐结晶骤然脱落，从而激发关节的炎症反应，造成痛风的急性发作。

（4）中医观点

中医认为，痛风性关节炎是因饮食不节，嗜食膏粱厚味、肥甘醇酒导致湿热内生、下注于足，或兼体虚、正气亏虚、脾肾不足，继而感受风寒湿邪、痹阻气血经络所致。受累的关节红、肿、热、痛，活动受限，其病机是湿热邪毒郁于关节，气血运行受阻；关节发病，夜半居多，说明其病在血，除湿热之外，当有瘀血。关节疼痛日久，常致关节漫肿畸形，此乃痰瘀胶固而致。日久皮肤可有痛风结节或溃流脂浊，是痰湿凝聚于肌肤而生。

综上所述，痛风发作就是因为"无度"而导致的。《素问·上古天真论》曰："上古之人，其知道者，法于阴阳，和于术数，食饮有节，起居有常，不妄作劳，故能形与神俱，而尽其天年，度百岁而去。"生活规律，起居有常，房事适度，加强身体锻炼，增强体质，饮食有节，忌食或少食油腻、生冷之品，保持平稳安定的情绪与积极乐观的态度，可以预防痛风的发作、加重或复发。

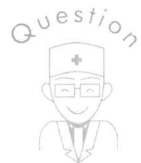

9. 痛风性关节炎好发于什么部位

痛风性关节炎是由于尿酸盐以微小结晶形式析出，沉积于关节腔中而导致的无菌性炎症。那么那些小结晶喜欢定居在人体的哪些关节里呢？

尿酸盐析出微小结晶就像水结成冰一样，水结成冰需要较低的温度，尿酸盐析出结晶也同样需要较低的温度。所以那些温度较低的关节腔就容易析出结晶。

人体的温度与血液息息相关，血液供应少的地方，温度就会比较低。人体下肢关节承受的压力比较大，容易损伤，而且离心脏的距离比较远，血供自然会少一点，因此局部温度较身体的其他部位低，常为痛风性关节炎好发的部位，特别是跖趾关节（脚趾上的关节）。

根据临床统计，痛风性关节炎最常见的受累部位是第一跖趾关节（大脚趾）。90%的患者会经历第一跖趾关节的痛风急性发作。其余常见受累的关节依次为足背、踝、足跟、膝、腕、手指和肘关节。有的患者会有2个及2个以上关节同时受累，有的患者会累及周身关节，但都以下肢关节多见，这一特点与年龄无关；痛风性关节炎很少累及肩、髋、脊柱、骶髂、胸锁等关节。

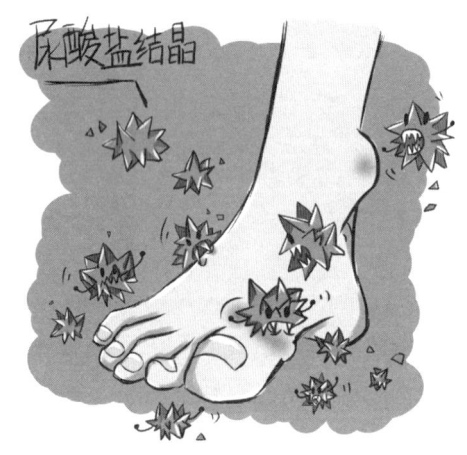

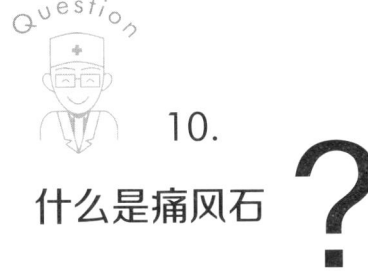

10. 什么是痛风石？

痛风石是由于血清中尿酸浓度超过溶解度，致使尿酸以尿酸单钠结晶形态沉积在软骨、关节腔、肌腱等软组织中形成的。肉眼下的痛风石是黄白色的赘生物，形状不规则，位置表浅，其表面覆盖的皮肤较薄，质地中等，一般无明显的压痛和波动感。痛风石大小不一，小的有数毫米，如沙粒，称为痛风沙粒，大的有鸡蛋大或更大。

典型的痛风石多见于耳轮、跖趾、指间和掌指关节，且多见于关节远端，表现为关节肿胀、僵硬、畸形及周围组织的纤维化和变性，严重时患处皮肤发亮、菲薄，位于浅表的痛风石表面皮肤可因摩擦或外伤而发生破溃，继而排出白色粉笔屑样的尿酸盐结晶物，此类溃疡很难愈合，但是由于尿酸盐具有抑菌作用，所以一般很少发生继发性感染。有时亦可见于鼻软骨、舌、会厌、声带、心脏瓣膜、心肌、肾脏等处。

痛风石的形成与血尿酸浓度密切相关。当血尿酸浓度超过540μmol/L（9mg/dL）时，约50%的患者会出现痛风石。当血尿酸浓度低于480μmol/L（8mg/dL）时，约90%的人不出现痛风石。痛风石是痛风慢性期的特征性改变，通常在痛风首次发作后的3~8年发生。高尿酸血症的病程越长，痛风石就越多。

那么痛风石能消掉吗？其实，发生时间较短的痛风石，经饮食控制和药物治疗后，可逐渐缩小甚至消失。但若是出现痛风石后仍不加以重视，不控制饮食，不给以治疗，随着关节中尿酸盐结晶的不断增多，痛风石不但难以消除，而且会使关节结构及关节周围软组织受到破坏，引起纤维组织增生和骨质增生，从而导致关节畸形与活动障碍。痛风石不仅可以造成局部关节损害，还可能使患者产生自卑、尴尬等不良情绪，影响患者的日常生活和工作。

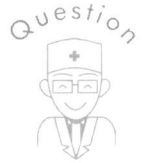

11. 为什么痛风"偏爱"男性？

痛风好发于男性，原因主要有以下三点。

（1）男女激素水平存在差异

有研究表明，男性和女性青春期以后血尿酸变化规律不一致，男性青春期后血尿酸水平增长较女性快，而女性在进入更年期后血尿酸水平增长较为迅速。出现上述现象可能与男性和女性体内激素水平差异及更年期后女性体内雌激素水平改变有关。女性体内分泌的大量雌激素可以促使尿酸从肾脏排出，而雄激素可能会促进肾脏对尿酸的重吸收，抑制肾脏对尿酸的排泄。因此男性血液中尿酸含量本身就相对较高，也就更容易患上痛风。但是，女性进入围绝经期或绝经期后，因为体内雌激素的分泌减少，肾脏对尿酸的排泄能力下降，所以尿酸含量也渐渐升高，痛风的风险也大大升高。因此男性患者一般在青中年起病，而女性患者则常在绝经后发病。

（2）男女饮食结构存在差异

现代医学认为高嘌呤饮食、高血脂、肥胖是产生高尿酸血症的基础，是痛风发作最常见的诱发因素。在男性的饮食结构中，饮酒量明显高于女性，荤食较多，所以尿酸的生成较多。女性的饮食结构普遍清淡一点，尿酸生成不多。如果不注意饮食控制和相应治疗，5%～12%的血尿酸过高患者最终会发展成为痛风。因此，饮食控制在痛风患者的自我管理中占据重要的地位，具体措施包括：坚持少食嘌呤含量丰富的食物，如动物内脏、鱼虾、禽类、豆类物质；严格戒饮各种酒类，尤其是啤酒，不喝咖啡、浓茶等饮料；每日饮水应在2000mL以上，以保持尿量。

（3）男女所面对的社会压力有差异

在现今的生活中，男性的生活工作压力普遍比女性要高一点，压力大，精神容易紧张，睡眠休息差，更容易造成机体代谢紊乱，此时尿酸的生成就会增多，进而导致患痛风的概率大大增加。

近年来，由于生活水平的提高及学习、工作节奏的加快，女性痛风患者也有增加的趋势，因此女性朋友们也不能掉以轻心。别以为自己有雌激素这个保护罩，就不会中招。生活规律，起居有常，房事适度，加强身体锻炼，饮食有节，忌食或少食油腻、生冷之品，改变不良生活习惯，保持平稳安定的情绪与积极乐观的态度，加强饮食控制，方可预防本病的发生、加重或复发。

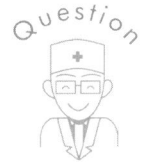

12. 什么是痛风的发作期与缓解期?

(1) 发作期

急性痛风性关节炎是痛风最常见的首发症状,亦是痛风的最基本类型。患者发病急,表现为关节部位突然出现严重的疼痛、水肿、红肿和炎症,此后疼痛感慢慢减轻直至消失。本期可持续几天或几周不等。

发作期若不治疗,则不同患者的病程差异较大。轻度发作者可在数小时内缓解或仅持续1~2天,严重者可持续数天或数周。如果置之不理,其后果是疼痛感越来越强,让人难以忍受。并且疼痛缓解后还会出现第二次、第三次的发作,发作的频率因人而异。如果关节再次出现红肿、发热，那么就预示着炎症又发作了。

如果不及时治疗，发作的间隔会渐渐缩短。不仅如此，关节本身也会受到损害，骨质会被腐蚀，导致关节变形影响功能，整个发病过程肾脏也会受损，严重者会发生肾结石甚至是肾衰竭，危及生命。

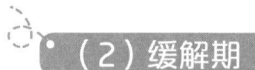

（2）缓解期

痛风性关节炎的缓解期又叫间歇期，是指两次痛风发作之间的时期，此时期患者可无任何症状。研究显示，血清中尿酸高于 $360\mu mol/L$ 与痛风发作有显著相关性。将尿酸控制在 $300\mu mol/L$ 以下更有利于痛风石的溶解。大多数患者会在 6 个月到 2 年内出现第二次发作。1 年内出现第二次痛风发作者占 62%，间隔 1～2 年者占 11%，间隔 5～10 年者占 4%，10 年以上无第二次痛风发作者占 7%。10 年以后的发作很少，如骤然发作，可累及多关节，严重程度更高，持续时间更长，缓解更慢，但仍可完全缓解。

缓解期诊断痛风性关节炎的困难度增加，但仍可通过 X 线表现判断出来。另外还可以通过关节液检查发现尿酸盐结晶，该项检查有助于痛风的诊断。12.5%～90% 的痛风间歇期患者关节液

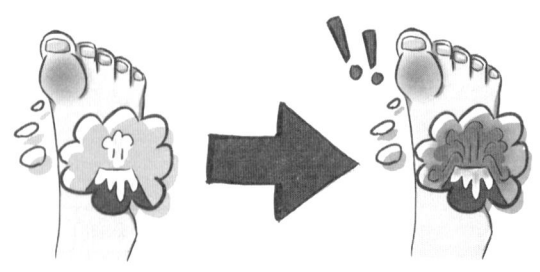

缓解期→发作期

可检测出尿酸盐结晶。这些结晶会在间歇期对关节造成损害。因此即使是在无症状的间歇期也不可不重视治疗，俗话说得好"冰冻三尺非一日之寒"，日积月累的损害不可小觑。

中医治疗痛风的主要原则是发作期以清热利湿为主，缓解期以活血通络为主，并根据病情的进展，运用中医理论望、闻、问、切采集病史进行辨证论治，采用中药治疗、针灸理疗、食疗等中医药特色疗法，达到急则治标、缓则治本的目的。

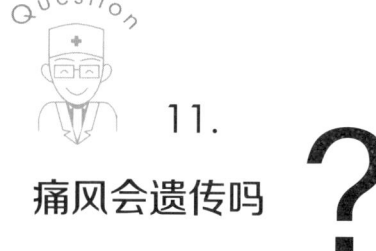

11. 痛风会遗传吗？

痛风可分为原发性痛风和继发性痛风。原发性痛风受遗传因素和环境因素的共同影响，具有一定的遗传性。继发性痛风发生在某些疾病（如肾病、血液病等）过程中，或由服用某些药物、肿瘤放射治疗和化学治疗等多种原因引起。人们平常所说的痛风，一般都是指原发性痛风。

既然痛风有遗传性，那患痛风的人，他的孩子是不是也会得这个病呢？绝对地回答"会"或者"不会"都欠妥。首先，痛风不是遗传病，但的确有遗传倾向。如果父母患有痛风，子女患痛风的可能性会比其他人大，但也仅仅是可能性，因为痛风是由遗传因素和环境因素共同致病的。

遗传只是一粒种子，发不发芽，主要看环境。

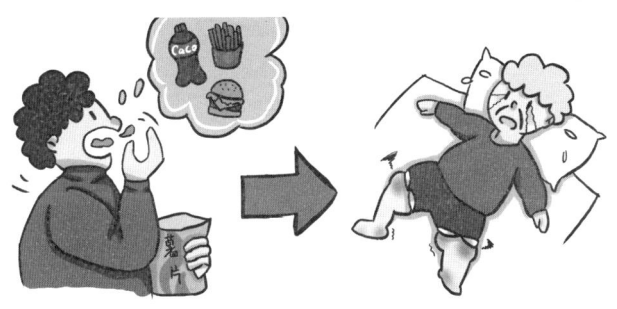

因此，患痛风的朋友不用太纠结"会不会遗传"的问题，如果想要孩子，最重要的是注意饮食、努力减肥，必要时接受药物治疗，控制好自己的尿酸。将来有孩子了，也要以身作则，为孩子树立健康生活的榜样，这样才能让家人远离痛风。

痛风患者的后代同样不需要过于担心，平时注意饮食结构均衡，生活上劳逸结合、早睡早起，避免嗜食肥甘厚腻等不良习惯，痛风的发病概率就会大大降低，但需定期检查。

中医认为，痛风的病因病机为先天禀赋不足，且与过食膏粱厚味，外感风、寒、湿之邪相关。禀赋为中医学的概念，与现代医学的遗传有相似之处。补先天、重后天、治未病等理论与方法，为中医禀赋学说的特色。人在出生之后，如果发现禀赋不足、素体亏虚，甚或有疾，则应重视后天调养，以后天补先天。后天调养得当，先天禀赋不足之人也可长寿，后天不懂得调养，自恃其强，本应长寿者也可能短命。而通过后天饮食起居调理、情志调理、运动治疗及中药治疗等多种措施调养体质，调理身体阴阳气血等的平衡，增强人体抗病能力，就可以少生病、不生病，纵使得病也能尽快痊愈，痊愈后少复发。

第二部分
痛风的诊断与治疗

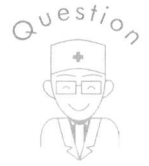

1. 如何确诊痛风？

宋某某，38岁，夜间突发右足第一跖趾关节红肿疼痛，无外伤史，平时喜欢喝碳酸饮料，喜欢运动，形体偏胖，既往体检尿酸高。他最可能是什么病呢？要做什么检查来明确诊断呢？

（1）痛风的主要症状

痛风性关节炎

中青年男性多见，常首发于第一跖趾关节（足大趾），或踝、膝等关节。起病急骤，24小时内发展至高峰。发病前常有饮酒、吃海鲜大餐等诱发因素。初次发病常累及单个关节，持续数天至数周可完全自然缓解，反复发作则受累关节逐渐增多，症状持续时间延长，两次发作间歇期缩短。

痛风石

常出现于第一跖趾关节、耳郭、前臂伸面、指关节、肘关节等部位。痛风石可小如芝麻，大如鸡蛋或更大，受挤压后可破溃或形成瘘管，有白色豆腐渣样排出物。

（2）痛风的相关检查

关节B超检查

具有诊断价值，如关节腔内可见典型的"暴雪征"和"双轨征"，常见点状强回声及强回声团伴声影。

X线检查

早期可见软组织肿胀，反复发作后可出现关节软骨缘破坏、关节面不规则、关节间隙狭窄；痛风石沉积者可见骨质呈凿孔样缺损，边缘锐利，缺损呈半圆形或连续弧形，骨质边缘可有骨质增生反应。

双能（源）CT检查

可特异性区分不同组织与关节周围的尿酸盐结晶，具有诊断价值。

关节液检查

急性期关节滑囊液偏振光显微镜下可见双折光的针形尿酸钠晶体，具有确诊价值。

(3) 在日常生活中如何判断自己是否患了痛风

如果你突然出现某个关节的疼痛，特别是大脚趾的关节，且在夜间明显，伴有发热、红肿，起病急骤，或者你既往有高尿酸血症，那么基本可以明确为痛风性关节炎急性发作。痛风发作呈周期性，部分患者可自愈。劳累、饮酒、海鲜大餐等可诱发。由于导致关节红肿疼痛的疾病很多，故如有出现关节疼痛，当及时到医院就诊，完善血尿酸、类风湿因子、关节X线检查等，以确诊。

祖国医学中无痛风这一病名，痛风性关节炎属"痹病"或"历节病"。细寻祖国医学中的疾病，最契合的当为"白虎历节风"，文献记载该病"痛如虎之啮，故名曰白虎"，即病情发作时，剧痛如同老虎咬了一口，十分形象地表现了痛风性关节炎发作时的疼痛难忍。白虎历节病是湿热浸淫或风寒湿化毒，或久感风寒未治，郁而化热生毒所致，以关节疼痛剧烈、肿胀发热、活动受限为特点，是历节病中的一型。

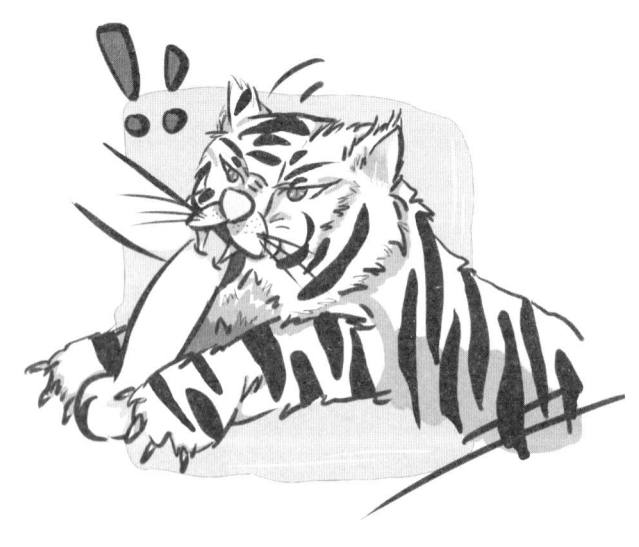

由上可知，宋某某基本可明确是痛风性关节炎急性发作，应当及时到医院就诊，在医生的指导下规律规范治疗，最重要的是养成良好的生活习惯。

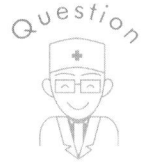

2. 痛风的分型有哪些？

（1）西医分型

从西医学来讲，痛风主要分为两大类：原发性痛风和继发性痛风。少部分属于其他类型。

原发性痛风

原发性痛风绝大多数的发病原因、机制至今尚未完全明确，一般具有家族遗传性，10%～20%的患者家人患有此病，仅有1%左右的原发性痛风是由先天性酶缺陷引起的。但是原发性痛风的发病病程具有鲜明的特征，主要分为3期：急性期、间歇期、慢性期。

急性期：发病前可没有任何征兆，但一般有

饱餐饮酒、过度劳累、紧张、关节损伤、手术创伤、自然受凉等诱因。关节痛通常是痛风首发的表现形式，发病24～48小时疼痛最为剧烈，局部可见发热、红肿及明显触痛感，和急性感染很像，第一次发作在几天或者数周内可完全缓解。

间歇期：急性关节炎疼痛发作缓解后，一般没有明显后遗症，有时会有局部皮肤色素加深，呈暗红色、紫红色，伴脱屑、痒。大多数患者在第一次发作后有1～2年的间歇期。但是由于每个人的体质、生活习惯等不同，所以个体差异很大。随着病情的发展，发作间歇时间逐渐缩短，需要进行防治，如果任其发展，每年发作次数逐渐增多，症状持续时间延长，最终症状不能完全缓解，且受累关节逐渐增多。少数患者可有骶髂、胸锁或脊柱等部位受累，甚至累及肌腱、腱鞘等处，症状与典型的痛风不一样。

慢性期：此期尿酸盐反复沉积使局部组织发生慢性异物样反应。沉积物周围被单核细胞、上皮细胞、巨噬细胞包绕，纤维组织增生形成结节，称为痛风石。痛风石多在起病10年以后出现，是病程进入慢性期的标志。其可见于关节内、关节周围、皮下组织及内脏器官中。最常见的部位在耳郭，也常见于足趾、手指、腕、踝、肘等关节周围。痛风石隆起于皮下，外观为芝麻大到鸡蛋大的黄白色赘生物，表面皮肤菲薄，破溃后排出白色粉末状物或糊状物，破溃处愈合缓慢。当痛风石发生于关节内时，可造成关节软骨及骨质侵蚀破坏、增生，关节周围组织纤维化，出现持续关节肿痛、强直、畸形，甚至骨折，称为痛风石性慢性关节炎。

继发性痛风

继发性痛风是在某些疾病之后出现高尿酸血症，因尿酸盐结晶沉积所致的急、慢性关节炎不典型的疾病，除慢性肾衰竭所致继发性痛风起病缓慢外，多数起病较急，肾受累多见，甚至可以引起急性肾衰竭。

继发性痛风最常见的病因有：①细胞过量破坏，如溶血、外伤、化疗、过量运动等，导致尿酸生成过多。②细胞增殖，如白血病、淋巴瘤、红细胞增多症等均可出现细胞增殖，导致尿酸生成过多。③外因性，高嘌呤饮食、饮酒都可能造成尿酸生成过多。④肾脏排尿酸减少，肾衰竭、铅中毒伴肾功能下降会出现肾脏排泄尿酸减少的情况。⑤药物影响，如服用氢氯噻嗪、吡嗪酰胺等药物，可造成尿酸排泄减少。亦有长期服用阿司匹林导致痛风的案例。

特殊类型的痛风

高原性痛风：在我国高原地区，痛风的发病率高于平原地区，并且在高原居住的时间越长，发病率越高。其原因众说纷纭，目前相对广为认同的说法是，高原环境下，机体血压较平原为高，尿酸水平也普遍高于平原地区。

糖尿病性痛风：糖尿病和痛风的关联性较大，糖尿病与痛风都是代谢异常性疾病，两者有共同的发病基础，均可因为胰岛素抵抗而发生，营养过剩是其发病原因之一。患者可以先患有痛风继而引发糖尿病，也可以先患有糖尿病继而引发痛风。

基因型痛风：某些痛风与患者的易感基因有关。伴随着痛风发病率的不断攀升，针对痛风的病因、发病机制、治疗药物研发方面的研究越来越多，但是关于基因方面的研究在国内外仍处于初级阶段。

（2）中医分型

中医一般将痛风分为4种证型：湿热痹阻型、寒湿痹阻型、痰瘀阻络型、肝肾亏虚型。

湿热痹阻型：是由于湿热毒邪下注关节，停于局部所致。主要表现是关节疼痛，局部灼热红肿，痛不可触，得冷则舒，常伴有发热、恶风、烦躁等全身症状，舌质红或绛，苔黄腻，脉弦滑数。

寒湿痹阻型：常由外感寒湿诱发，主要表现为关节疼痛肿胀，局部怕冷，遇热痛减，得寒痛增，关节屈伸不利，伴畏寒恶风，舌质多淡红或暗红，苔白滑或薄白，脉弦紧或沉迟。当寒邪在体内久郁化热，表现出湿热证时，则按湿热痹阻论治。

痰瘀阻络型：该型多表现为关节疼痛日久不愈，反复发作，肌肉关节肿胀刺痛，屈伸不利，肢体麻痹或重着，或关节僵硬变形，多在关节附近形成黄白色、大小不一的皮下结节，初起质软，渐硬如石，表皮菲薄而易破溃。还可有眼睑水肿，或胸闷痰多，舌质淡或暗，有瘀斑，脉弦涩或细涩。

肝肾亏虚型：该型关节疼痛多不明显，可有足部酸软乏力，屈伸不利，关节畸形，或肌肤麻木不仁，肢冷不温，肌肉瘦削，头晕耳鸣，腰膝酸软，恶风寒，遗精或骨蒸劳热，心烦口干，舌质淡，苔白或少津，脉沉细弱或细数。

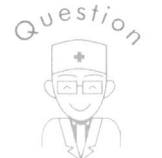

3. 痛风与其他关节痛如何鉴别

导致关节疼痛、红肿的疾病主要包括假痛风性关节炎、类风湿关节炎、风湿性关节炎、骨性关节炎、退行性骨关节病、强直性脊柱炎等。各种疾病均有其发病的典型特点,可根据它们的发病特点,初步进行鉴别。当然,最终诊断还是要到医院由医生做出。

(1)假痛风性关节炎

本病为焦磷酸钙晶体沉积性关节病,也称关节软骨钙化病,是一种较为少见的代谢性骨关节病。该病病程进展较痛风性关节炎快,早期即可出现关节活动受限,可能出现关节屈曲挛缩,尤其是膝、肘关节。本病无痛风结节，关节液含有焦磷酸钙，而无尿酸结晶，血尿酸正常，常合并关节退行性变。

（2）类风湿关节炎

类风湿关节炎是一种全身性自身免疫性疾病。女性多发，可发生于任何年龄，以30～50岁为发病高峰期。本病主要表现为对称性、持续性关节肿胀和疼痛，常有晨僵（晨起时关节及其周围僵硬感至少持续1小时）。发病关节以近端指间关节、掌指关节、腕、肘和足趾关节最为多见，颈椎、颞颌关节、胸锁和肩锁关节也可发病。中晚期患者可出现手指的"天鹅颈"及"纽扣花"样畸形，关节强直，掌指关节半脱位，最终可导致功能丧失。此外，患者尚可有发热及疲乏等全身表现，还可出现皮下结节，结节大小不一，一般直径从数毫米到数厘米不等，多紧贴骨面，质硬、不易活动、无疼痛或触压痛。

（3）风湿性关节炎

通常所说的风湿性关节炎是风湿热的主要表现之一，临床以关节和肌肉游走性酸楚、红肿、疼痛为特征。下肢大关节如膝关节、踝关节最常受累。儿童及成人均可发病。关节症状受气候变化影响较大，常在天气转冷或下雨前出现关节痛。急性期过后不遗留关节变形。风湿性关节炎与人体溶血性链球菌感染密切相关，且感染途径至关重要，咽部链球菌感染是发病的必要条件。病毒感染与本病也有一定关系。

关节疼痛是风湿性关节炎首要的症状，全身关节都有可能发生疼痛，但是以大关节受累更为常见，如膝、踝、肩、腕等关节。典型的表现为对称性、游走性疼痛，并伴有红、肿、热的炎症表现。

通常急性炎症症状持续2~4周消退，一个关节症状消退，另一个关节的症状又可出现，也有几个关节同时发病的。

起病时患者可有肌肉酸痛不适、周身疲乏、食欲缺乏、烦躁等症状；起病之前患者会出现不规则的发热现象，多为轻中度发热，脉搏加快，多汗，与体温不成正比。患者还常伴有心肌炎、心内膜炎、心包炎等，可有心悸、气促、心前区疼痛等症状。

儿童发病可见皮下结节、环形红斑等，成人很少见到。还可见舞蹈症，女孩多见。患儿先有情绪不宁、烦躁、易怒等精神症状，继而出现无目的快速动作，作皱眉、噘嘴等怪相，肢体可出现伸直和屈曲、内收和外展、旋前和旋后的无节律交替动作。疲劳及兴奋时明显，休息及镇静时减轻，睡眠时消失。

（4）骨性关节炎

多见于中年以上女性，是一种累及全身关节的退行性变，与创伤、肥胖、代谢及遗传等因素有关。全身关节均可累及，但以远端指间关节、第一掌指、脚趾、颈腰椎关节为明显。主要表现为关节开始活动时疼痛明显，稍活动以后疼痛减轻，然而负重和关节活动过多时疼痛又会加重。有时疼痛可呈放射性，如髋关节部位的疼痛可放射至大腿内侧、膝关节附近。早期还会出现关节僵硬，如膝关节长时间处于某一体位时，会自觉启动困难、活动不利，后逐渐出现关节的屈伸活动范围减小及步行能力下降，尤以上下台阶、下蹲、跑跳的能力下降更为明显，对于上肢主要是影响提重物的活动。后期随着疾病的发展，会出现明显的关节部位肿胀、疼痛，以及关节变形的情况，有时还会出现关节部位的融合，影响关节活动。

（5）退行性骨关节病

老年人多见，为多关节发病，可见关节边缘增生硬化，关节间隙变窄，无痛风结节。临床表现常有关节疼痛、功能障碍、肿大、摩擦音加重、活动度下降，还可有晨僵、关节积液及畸形等。早期疼痛发生在关节活动后，休息可缓解，晚期疼痛可在轻微活动甚至休息时出现，好发于颈椎、腰椎、膝关节、足跟骨和手指关节等处。患者的关节疼痛、麻木、行动不便可逐渐加重，触压关节有明显疼痛，在手指、足趾和膝关节可以触及无症状的骨凸出物。

（6）强直性脊柱炎

以青年男性多发，主要发病部位是骶髂关节及脊柱，部分患者可出现以膝、踝、髋关节为主的非对称性下肢大关节肿痛。早期症状多见下腰部晨僵和疼痛，活动后好转，休息时加重，夜间痛，翻身困难，起病隐匿，进展缓慢。部分患者有臀部钝痛或骶髂部剧痛，偶有向周边放射感。咳嗽、打喷嚏、突然扭动腰部疼痛加重。

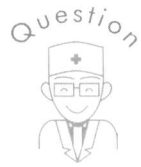

4. 如何控制痛风的发作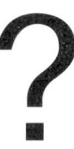

与痛风发作密切相关的因素有饮食、遗传、年龄、性别、体质等，暴饮暴食、受寒、劳累、情绪波动、服用某些药物、外伤及感染均可能诱发痛风发作，痛风发作的频率与这些因素密切相关。其中性别、年龄、遗传等因素无法控制，但其他影响因素可以调节。

（1）切忌暴饮暴食，保持均衡饮食

均衡饮食是保证健康的首要条件，身体所需营养、能量均来自食物，不当饮食对尿酸水平的影响十分明显，比如暴饮暴食，特别是高脂肪、高热量食物的大量摄入。节假日暴饮暴食后痛风

发作者明显增多就是这个原因。

(2) 不吃或少吃海鲜、动物内脏

海鲜及动物内脏既是高蛋白、高能量食物,也是高嘌呤食物。过多进食高嘌呤食物,会导致人体内尿酸生成过多,从而诱发痛风的急性发作。另外,豆类、豆制品也富含嘌呤,同样需要限量。

(3) 避免长期或大量饮用老火汤

老火汤,又称老火靓汤、广府汤,是广府人的传统美食。虽然老火汤中营养丰富,但嘌呤含量高,对尿酸代谢的影响十分明显,因此对于痛风的高危人群,不建议多喝。

(4) 拒绝喝酒

酒精代谢能使血液中的乳酸浓度升高,乳酸与尿酸在肾小管的排泄是相互竞争的,如果乳酸过多,就会竞争性地抑制肾小管排泄尿酸,造成尿酸排出障碍。同时,酒精还能促进尿酸的形成。喝酒可以使尿酸存储于体内,聚少成多,引发痛风。

(5) 控制体重

体重指数与痛风也有密切关系,痛风患者大多为超重及肥胖者。控制体重,适当锻炼,加速机体代谢,可促进尿酸排泄,减少痛风发作。

(6) 多饮水,少喝浓茶、咖啡

对于工作压力较大者,建议工作间歇期去喝杯水,这样不仅可以放松一下紧张的情绪,而且也有利于尿酸的代谢。很多长期

加班或熬夜的人喜欢喝浓茶、咖啡来提神，但是浓茶和咖啡不利于机体的尿酸代谢，会导致尿酸升高，诱发痛风发作。

（7）调整心态，积极面对

痛风是一种比较常见的疾病，虽然发病率越来越高，但只要坚持治疗，完全可以做到不影响日常工作、生活。规律治疗，定期复查，坚持到专科门诊看病，不随意减药、停药十分重要。豁达开朗的心态有利于疾病的治疗。保持心情愉悦，身体气机才能调达顺畅，才能增强免疫力。

（8）劳逸适度

过度疲劳可使人体自主神经调节紊乱，易致体表及内脏血管收缩，也包括肾血管的收缩，从而引起尿酸排泄减少，诱发痛风发作。劳逸适度，自主神经节律协调，身心和谐，脏腑功能状态良好，正气内存，则百病不侵。有人会问："为什么痛风常在足大趾发作呢？"这可能就与足大趾在步行中单位面积受力最大、局部组织最易损伤、损伤后尿酸盐易沉积有关。

另外，合理用药、避免情绪剧烈变化，亦会减少痛风发作的频率。

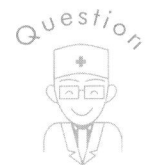

5. 得了痛风，要定期做什么检查

•（1）血尿酸

每2～8周检查1次。毫无疑问，血尿酸的水平与痛风发作密切相关。定期检查血尿酸，可以了解尿酸控制情况，指导药物应用，帮助判断患者对药物应用的依从性，亦可检验患者近期饮食是否合理。

•（2）肾功能

每3～6个月检查1次。了解肾功能一方面可以评估患者自身肾的状态，另一方面可以根据肾功能调整用药。由于通过肾脏排泄是尿酸的主要代谢途径，因此肾功能与尿酸的排泄直接相关。

调整用药包括调整药物的种类和剂量。尤其对于高龄患者,用药期间更应密切关注肾功能,及时调整用药,避免药物对肾脏造成危害。

(3) 尿常规

每 1~3 个月检查 1 次。大部分痛风患者尿液中含有大量尿酸,不利于尿酸的溶解,大量尿酸沉积于肾脏,就会引起肾损害。所以应对痛风患者的尿液进行调节,使尿液的 pH 维持在 6.2~6.9 以增加尿酸的溶解,减轻尿酸对肾脏的损害。碳酸氢钠是最常用的调节尿液酸碱度的药物。定期监测尿液 pH,一方面有利于尿酸排泄,另一方面可以避免尿液过分碱化,导致磷酸钙结石或碱中毒。

另外,高尿酸常易导致泌尿系结石的发生,当结石较小时,虽然症状尚未出现,但是可能损伤泌尿道内皮,导致尿中潜血,尿常规检查可较灵敏地发现潜血情况。泌尿系统感染可上行影响肾脏功能,定期检查尿常规,也可及时发现感染情况。

(4) 肝功能

每 3~6 个月检查 1 次。与检查肾功能类似,检查肝功能一方面可以评估患者自身肝的状态,另一方面可以评估有无药物造成的肝损伤,必要时可根据肝功能调整用药。如常用的减少尿酸合成的药物非布司他,主要通过肝脏清除,对于长期服用非布司他的患者,定期检查肝功能十分必要。

(5) 粪便常规

每 3~6 个月检查 1 次。非甾体抗炎药是治疗痛风最常用的药物，服用非甾体抗炎药容易导致胃功能紊乱，临床可见到药物引起消化道出血的情况，粪便常规检查是排查消化系统出血性疾病最简单易行的方法。若出现黑便或血便则需及时就诊，完善大便潜血检查。

(6) 关节X线片

每年检查1次。尿酸盐结晶（痛风结节）可在关节附近的滑囊膜、腱鞘与软骨内出现，反复的关节炎会破坏关节附近相关软组织，侵蚀骨质，甚至破坏关节，严重者可导致关节活动受限，影响日常生活。定期复查关节X线片，及时发现关节损伤，对于减少痛风致残关系重大。

(7) 泌尿系统彩超

每6个月至1年检查1次。尿酸主要是通过肾脏排泄的，当人体内的尿酸处于高水平时，尿酸结晶就可能析出形成尿路结石，甚至引起尿路梗阻和感染等情况发生。彩超对于尿路结石敏感性较好，性价比高，建议痛风患者定期检查。

(8) 血脂、血糖

每6个月至1年检查1次。高血糖、高脂血症、高尿酸血症同属代谢系统的疾病。研究表明，高尿酸血症与高血糖密切相关，高尿酸血症患者常并发糖尿病，其机制可能是过高的血尿酸损害了胰岛B细胞，从而诱发糖尿病，这提示高尿酸血症是2型糖尿病的高危因素。高脂血症为脂代谢异常所致，升高的血尿酸会促进低密度脂蛋白胆固醇的氧化和脂质过氧化，导致血脂升高。所以需要定期复查血脂、血糖，了解有无高脂血症、糖尿病等相关并发症。

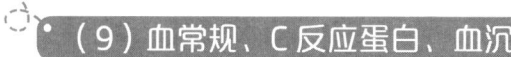
（9）血常规、C反应蛋白、血沉

每3～6个月检查1次。痛风性关节炎是由于尿酸盐结晶沉积引起的炎症反应，血常规、C反应蛋白、血沉在一定程度上可以反映机体的免疫状态。

以上是常规的检查项目及复查频率，但处于不同的病情阶段，需要检查的项目与频率可能会有不同，如：在初发阶段，医生可能会建议完善关节彩超、双能CT、关节腔穿刺培养等以明确诊断；出现痛风性肾病或尿路结石时，可能需要完善腹部X线片或腹部CT的检查等。广大患者应在专科医生指导下遵医嘱进行检查。

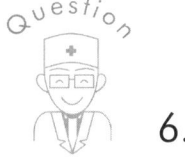

6. 尿酸的控制目标是多少

可以用"56789"这几个数字来简单概括尿酸的有关达标值。

5mg/dL（相当于300μmol/L）：有痛风石的痛风患者尿酸达标值。

6mg/dL（相当于360μmol/L）：无痛风石的痛风患者尿酸达标值。

7mg/dL（相当于420μmol/L）：男性和绝经后女性高尿酸血症的诊断标准。

8mg/dL（相当于480μmol/L）：有心血管疾病、糖尿病、高血压等危险因素但无痛风发作的患者开始降尿酸治疗的标准。

9mg/dL（相当于540μmol/L）：无论有无痛

风、有无危险因素，都需要开始降尿酸治疗的标准。

痛风患者可以参考上面的数据，对照自己的检查结果，咨询医生看是否需要降尿酸治疗。

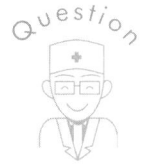

7. 痛风急性期可使用哪些药物

痛风急性期以关节的急性炎症反应为主，表现为局部关节红肿热痛、活动受限。

（1）西医治疗药物

此期治疗应以抗炎镇痛为主，目的是控制痛风急性发作的状态，减轻疼痛症状。此时治疗的三板斧是止痛、水化、碱化。

第一斧：止痛

止痛药物主要有三类：非甾体抗炎药、秋水仙碱、糖皮质激素。

非甾体抗炎药：非甾体抗炎药具有减少前列

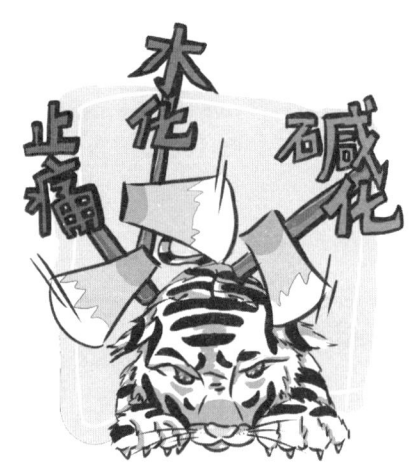

腺素产生的作用。前列腺素是广泛分布于机体内的一种不饱和脂肪酸,是导致疼痛和炎症发生的罪魁祸首之一。所以非甾体抗炎药可以在短期内迅速解除疼痛,是目前急性痛风性关节炎消炎止痛的首选药物。痛风发作时应尽早选用,一开始即足量使用,症状缓解后逐渐减量并停用。

常用的非甾体抗炎药包括依托考昔片、塞来昔布胶囊和双氯芬酸缓释片。

◎依托考昔片为第2代选择性环氧合酶2(COX-2)抑制剂。常用剂量为每日60～120mg,分1～2次服用。为治疗痛风的首选,其疗效较佳,且胃肠道安全性较好。但长期使用时应注意其心血管安全性。

◎塞来昔布胶囊为选择性COX-2抑制剂。常用剂量为每日200～400mg,分1～2次服用。其胃肠道安全性较好,长期使用时同样需要关注其心血管安全性。

◎双氯芬酸缓释片的常用量为每日75～200mg,分1～2

次服用。该药有造成消化道溃疡、心力衰竭、肾功能不全及肝功能损害的风险。

非甾体抗炎药有容易导致胃功能紊乱的副作用。除此以外，对于高龄患者来说，其还可能引起肾功能损害。选用时建议选择依托考昔、塞来昔布等胃肠道不良反应小的COX-2抑制剂。

秋水仙碱：秋水仙碱是治疗急性痛风性关节炎的经典特效药，因最初从百合科植物秋水仙中被提取出来，故名"秋水仙碱"。

秋水仙碱主要用于痛风性关节炎急性发作，还可以预防痛风性关节炎的反复发作。使用越早效果越好，若超过12小时后才使用，其止痛效果将会明显减弱。

在痛风急性发作期，有使用非甾体抗炎药禁忌证的患者，建议单独使用低剂量秋水仙碱。

秋水仙碱会导致腹痛、腹泻、呕吐及食欲缺乏等胃肠道不良反应，还可导致白细胞减少、再生障碍性贫血、肝功能损害、近端肌无力、脱发、皮疹、休克等。为预防上述副作用，建议痛风性关节炎急性发作期应用秋水仙碱的量为0.5mg，每8小时1次。用于预防痛风性关节炎反复发作时，可给予秋水仙碱0.5mg，每日1~2次，维持3~6个月。

糖皮质激素：包括地塞米松、倍他米松、泼尼松等，其有强大的抗炎作用，急性发作的痛风性关节炎，局部剧烈炎症导致疼痛难忍时，如果服用非甾体抗炎药和秋水仙碱疗效不满意或部分患者有肝肾功能损害的情况，可选用糖皮质激素治疗。但是长期应用糖皮质激素会导致患者对激素产生依赖，突然停药后会引起关节炎复发。且该药不良反应较多，包括消化道溃疡、糖尿病、骨质疏松、青光眼、感染等，故在临床应用中要十分慎重。但是，短期应用糖皮质激素，其疗效和安全性与非甾体抗炎药类似。

另外，使用糖皮质激素时，可静脉滴注或局部关节腔注射，用药时机要早，剂量要足，疗程要适当，急性期过后即应停药。

第二斧：水化

水化即大量补充水分，包括静脉补液及胃肠道补液。日补液量可达3000～5000mL，但是补液一定要关注肾功能和心肺功能，有尿液排出、心肺功能正常，可常规补液。若肾功能和心肺功能差，补液一定要慎重，因此只有在医师监护下方可使用这种方法。

第三斧：碱化

痛风急性期尿液严重偏酸，可予静脉滴注碳酸氢钠，快速使患者的尿液pH值升高，但应避免长期使用，临床一般每日静脉滴注6.25g，每日1次，连用1～3天，复查尿pH值，使尿pH值保持在6.5左右。临床上也常用碳酸氢钠片口服以碱化尿液，但碳酸氢钠片对胃的生理刺激较大，因此宜间断性服用，不宜长期连续服用。除了用药物方法碱化尿液外，多饮水，多吃新鲜蔬菜、水果及苏打饼干、含碱面食等食物也具有碱化尿液的作用。

（2）中医治疗药物

中医治疗痛风效果显著，部分中药具有明确的降尿酸作用。

土茯苓

国医大师朱良春先生曾言土茯苓"功可解毒、除湿利关节"，他认为若"以湿毒为主因，湿浊瘀阻，停着经隧而致骨节肿痛，恒以土茯苓为主药"。单味土茯苓在痛风发作期和缓解期均有增加尿酸排泄、降低血尿酸的作用。每次可取 15～30g，水煎服，每日 1 剂。

粉草薢

用于痛风发作期和缓解期，可增加尿酸排泄，降低血尿酸。每次可取 15～30g，水煎服，每日 1 剂。

葛根

是野葛的干燥根，有退热、透疹等作用。每次可取 15～30g，水煎服，每日 1 剂。

百合

百合含秋水仙碱，故可起到防止痛风发作的作用。临床取百合 15～30g，水煎取汁，分 2～3 次服用，每日 1 剂；或可加水 500mL 浸泡 30 分钟，代茶频饮。

威灵仙

朱丹溪在《本草衍义补遗》中认为威灵仙为"治痛之要药……通行十二经脉，朝服暮效"。其用于痛风发作期和缓解期，可增加尿酸排泄，降低血尿酸。一般可用 10～15g，水煎服。近年发现威灵仙含有马兜铃酸，为防止引起肝肾损害，建议小剂量间断服用。

金钱草

可增加尿酸排出，降低血尿酸，防止痛风石形成，可用于痛风缓解期。常用金钱草 15～30g，水煎 2 次，共取 400ml，分 2

次服用。

姜黄

属姜科植物,有通经、行气的作用,有学者发现姜黄提取物能使高尿酸模型大鼠的血尿酸水平下降,且能促进尿酸的排出。一般可用10~15g,水煎服。

一般情况下,中药极少单味使用,常根据病因病机综合分析,相互配伍,以达到更好的治疗效果。

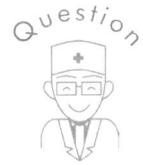

8. 痛风缓解期该怎样治疗

痛风缓解期往往症状轻微，或症状完全缓解，导致人们轻视甚至忽视，认为可治可不治，这是十分错误的想法！只注意痛风发作次数的多少、轻重或尿路结石的有无等是极其片面的。疼痛发作，就吃几片西药，顶过去了事，平时什么药也不吃，也不注意避免诱发因素的发生，这是十分错误的！体内血尿酸持续偏高或波动是十分有害的，这时体内肾功能的损害正在悄悄地发生，这是痛风的最可怕之处，一旦发现肾功能受损，为时已晚！

痛风治疗的根本在于降尿酸，在缓解期，对于部分血尿酸水平持续较高的患者，往往需要长期口服降尿酸药物治疗。

祖国医学对痛风的认识十分悠久且深刻,祖国医学精髓在于辨证论治、三因制宜,在中医药理论指导下,进行个体化针对性的治疗,在痛风缓解期优势明显,疗效显著。

(1) 从病因论治

祖国医学认为,痰、湿、浊、瘀是痛风的病因,亦作为其主要病理产物,贯穿于疾病发生的始终。痰与湿同类而异名,都是水液代谢失常所形成的病理产物,湿聚为水,积水成饮,饮凝成痰。浊邪是一种病理的产物,也是致病因素。脾虚导致水谷运化失常,使得机体内营养物质不能被有效地吸收和转化,蓄积异化而为浊邪。浊邪可以导致气机的上逆,浊邪胶结于体内,耗气伤阴,灼伤营血,并随着气血的运行散布沉积于全身血脉经络之中,经脉不通则为痹痛,发为痛风。痰湿浊邪内生,阻碍气血运行,气血不畅则成瘀血。在痛风缓解期,病因不除,则可致痛风再发,故而祖国医学认为痛风缓解期的治疗以化痰泄浊为基本治疗法则,宜选用化痰祛湿、祛风通络之品,如徐长卿、威灵仙、鸡血藤、乌梢蛇等。在痛风缓解后期,还应兼以活血化瘀,配伍赤芍、土鳖虫、桃仁、地龙等活血化瘀之品,以化解瘀结、增强疗效。

(2) 从脏腑论治

可从脾胃入手亦可从肝肾论治。中医认为脾胃是气血生化之源。脾胃受损,精、气、血、津液不能化生,运化无力,导致痰浊湿毒积聚体内,痹阻经脉,流注四肢,发为白虎历节,即痛风。痛风病情缠绵迁延反复,长期服用药物治疗,亦损伤脾胃。所以治疗时要注重调理脾胃，以固本清源，使气血旺盛、经络通畅。治疗以健脾运脾为基础，药物可选茯苓、白术、党参等。湿困可加白蔻仁、薏苡仁、法半夏等，脾阳亏虚可加桂枝等，因人而异。从肝肾论治者，肝肾同源既属"母子关系"，又藏泄互用，阴阳互滋互制。中医认为，久病及肾，子病及母，肝病及肾。肾精耗损，骨失其养，则致痛风发作频繁，在痛风缓解期应注重肝的调理，恢复肾的气化功能，消除浊毒，防止复发。

（3）从气血津液论治

气充斥于人体各脏腑组织之中，并通过不断运动推动人体生命活动。脾气升清，肺气肃降，肝气升发，气机升、降、出、入运行正常，机体气机调畅，则血行正常，精血津液布达四肢百窍。气血津液运行不畅，不能正常运化输布，则痰瘀形成，痹阻脉络，发为痛痹，即痛风。故在痛风缓解期，给予黄芪、白术、山药、延胡索、陈皮、香附等益气理气之品，既可补益脾肾之气，助气血津液正常运化输布，防止痰瘀形成，又可收"气行则血行，气行则水行"之功，助祛痰化瘀之品有效化除停滞之痰瘀，从而预防痛风的反复发作。

（4）分型论治

可从痰湿痹阻、湿瘀化热、脾虚湿困、寒凝血瘀、脉络瘀阻等入手，根据患者舌象、脉象及症状，辨证处方。在缓解期，病程较长，多数医家认为湿浊瘀内生，病情缠绵，"治痰饮者，当以温药合之"，此时加入适量辛温化痰药，温通辛散，振奋阳气，使阴阳平和，痰消湿去。

总之，在痛风缓解初期，其病机以脾虚湿盛为主，脾虚为本，湿盛为标，治疗以健脾化湿为原则。在痛风缓解后期，由于病程长，病情反复，病及肝肾，痰瘀互结，治疗以补益肝肾、化痰祛瘀、补益气血为原则。痛风缓解期重在积极控制病情，以防止痛风急性发作。中医药通过辨证论治进行个体化针对性治疗，在急性期可以缓解关节疼痛，在缓解期能够降低血尿酸水平，与西药同用可以减少其副作用，尤其在缓解期通过综合调节可达到"既病防变"及"治病求本"之效。

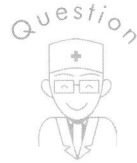

9. 应该如何选择适当的降尿酸药物

降尿酸是治疗痛风的根本，需要长期坚持。临床上常用的降尿酸药物包括抑制尿酸生成的药物和促进尿酸排泄的药物两类，此外还有部分其他类型的药物及中药。

一般来说，选择药物之前要先做 24 小时尿尿酸检测，来明确尿酸是生成过多还是排泄过少。如果测出尿中 24 小时尿酸明显增高，说明是尿酸生成过多，就应该选择抑制尿酸生成的药物；如果尿中 24 小时尿酸水平偏低，那就说明是尿酸排泄过少，可以选择促进尿酸排泄的药物。

(1) 抑制尿酸生成的药物

该类药物常用的有别嘌醇和非布司他。

别嘌醇

临床上广泛用于治疗痛风，物美价廉，是一线降尿酸推荐药物。一般推荐剂量如下：成人初始剂量每日 50～100mg，每 2～5 周测血尿酸水平 1 次，未达标患者每次可递增 50～100mg，最大剂量每日 600mg。慢性肾脏病 3～4 期患者推荐剂量为每日 50～100mg，慢性肾脏病 5 期患者禁用。

别嘌醇的不良反应包括胃肠道反应、皮疹、肝损害、骨髓抑制等，但最为严重的是别嘌醇过敏导致的剥脱性皮炎。因此在使用别嘌呤醇前最好进行相关检查，严防过敏反应。别嘌醇相关的不良反应与药物剂量是呈正相关的，所以在首次选用时应注意从小剂量开始。

非布司他

初始剂量为每日 20～40mg，2～5 周后血尿酸不达标者逐渐加量，最大剂量为每日 80mg。因其主要通过肝脏清除，所以在肾功能不全和肾移植患者中具有较高的安全性，轻中度肾功能不全患者无须调整剂量，重度肾功能不全患者应慎用。相对于别嘌醇来说，非布司他降尿酸的效果更佳，安全性更高，虽然也有导致药疹、肝功能异常的不良反应，但多数较轻，很少会出现别嘌醇导致的致死性剥脱性皮炎的情况。

(2) 促进尿酸排泄的药物

代表药物是苯溴马隆，其在我国应用比较多，是通过抑制肾小管尿酸重吸收而促进尿酸排泄、降低血尿酸水平的，临床不良反应发生率不高，但也有胃肠不适、腹泻、皮疹、肝功能损害等不良反应，甚至有严重细胞溶解性肝炎的风险。

对于有肾结石或肾功能不全的患者，苯溴马隆容易因促进肾脏排泄尿酸，加重肾脏负担，使大量的尿酸被赶入泌尿道，造成更多的尿酸盐结石。因此，有泌尿系统结石的患者，应咨询医生是否可使用苯溴马隆。

苯溴马隆起始剂量为每日 25~50mg，2~5 周后根据血尿酸水平调整剂量至每日 75 mg 或 100mg，早餐后服用；可用于轻中度肾功能异常或肾移植患者，中重度肾功能异常患者推荐剂量为每日 50mg，严重肾功能异常或尿酸性肾结石患者禁用。

在使用促进尿酸排泄药物时，一定要大量饮水，心肾功能正常者应维持尿量在 2000mL 以上，同时口服碱性药物如碳酸氢钠 1g，每日 3 次，将尿液 pH 值调整至 6.2~6.9，以增加尿酸在尿液中的溶解度，从而避免尿酸盐在肾间质及尿道中形成结晶。

（3）其他降尿酸药物

包括尿酸酶和选择性尿酸重吸收抑制剂。

尿酸酶：可将尿酸分解为可溶性产物排出。包括拉布立酶和普瑞凯希。拉布立酶是一种重组尿酸氧化酶，主要用于预防和治疗血液系统恶性肿瘤患者的急性高尿酸血症，尤其适用于放化疗所致的高尿酸血症。普瑞凯希适用于大部分难治性痛风，可用于其他药物疗效不佳或存在禁忌证的成年难治性痛风患者。但是普瑞凯希的不良反应相对严重，包括严重心血管事件、输液反应和免疫反应。

选择性尿酸重吸收抑制剂：用于单一足量使用抑制尿酸生成

药物仍不能达标的痛风患者，可与抑制尿酸生成药物联合使用。服药的同时宜加强水化，服药前须评估肾功能，慢性肾脏病 5 期患者不建议使用。

该如何选用降尿酸药物，需要咨询专科医生，由医生制订适合个人的治疗方案。

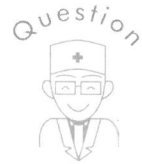

10. 什么情况下可以停用降尿酸药物

我们知道,在痛风缓解期进行降尿酸治疗是非常关键的,那如果尿酸控制达标,是否可以停用降尿酸药物呢?停药的三大原则是:尿酸长期正常,痛风石消失,无痛风发作。但具体到个人,停药时机的把握还要注意以下四大要素。

(1)什么样的尿酸水平对痛风患者来说是正常的?

一般情况下,把 6mg/dL(360μmol/L)以下作为大多数痛风患者尿酸正常的标准,而痛风石患者的标准要降至 5mg/dL(300μmol/L)以下。但尿酸降到 300μmol/L 以下可能会增加患帕金森综合征的风险，所以如果患者的尿酸可以长期维持在 300～360μmol/L 且临床"治愈"就可以减量用药或者停药了。

（2）什么是"长期"？

一般而言，药物治疗半年以上才能把体内多余的尿酸排出去，而要把痛风石溶解掉需要的时间更长。因此，患者在血尿酸恢复正常值后至少应坚持用药治疗半年以上。

（3）如何评估痛风石消失？

痛风石消失几乎是提到降尿酸治疗减量用药或停药问题时必然提及的标准，除了肉眼见痛风石消失外，还可以采用超声评估微小痛风结晶是否还存在。

（4）什么叫无痛风发作？

关于无痛风发作，英国专家用了另一个词——临床"治愈"。也就是说，专家们也拿捏不准什么叫治愈，只能打上引号。大多数专家倾向于使用观察期间无急性痛风发作和痛风石消失这两个指标作为临床"治愈"的标准。

所以，是否停用降尿酸药物应由医生根据上面的三大原则、四大要素进行评估。

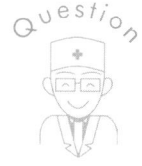

11. 痛风急性发作时需不需要加用降尿酸药物

痛风急性发作时亟待解决的问题是关节的炎症与疼痛,降尿酸药物本身没有消炎镇痛的作用,对控制关节炎急性发作、缓解关节疼痛无效。但其能够显著降低血尿酸水平,促使关节内痛风石表面溶解,释放不溶性尿酸盐结晶,导致被趋化而至的白细胞吞噬后释放炎性因子和水解酶,从而加重关节炎症或引起"转移性痛风",因此,在痛风急性发作时不宜加用降尿酸药物。有些患者把降尿酸药物当作消炎镇痛药,在急性发作时使用,急性期过后停药,这种做法往往适得其反。

如果患者在急性期之前已开始服用降尿酸药物,则应继续服用,无须停药。这样做的目的是尽量维持患者急性期血尿酸浓度的相对稳定,避免因血尿酸浓度显著波动而导致病情加重。

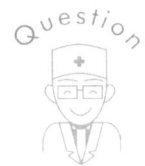

12. 痛风能不能治愈

痛风是可以治愈的,但是很难。为什么会这样说呢?

(1) 痛风是可以治愈的

我们都知道高尿酸血症是痛风发作最重要的生化基础。当人体内的血尿酸浓度过饱和时,就会析出尿酸结晶,沉淀在关节等处,时间久了,痛风就会发作。要想治疗痛风,就要控制好血尿酸。通过改变生活方式和药物治疗,将血尿酸水平稳定控制在 360μmol/L(6mg/dL)以下,这样就能够有效缓解痛风症状,使体内的痛风石逐渐溶解,同时不再产生新的尿酸结晶。如此一来,病情就得到了控制，血尿酸水平长期保持稳定，患者痛风发作的频率就会逐渐减少，慢慢地就不会再发作，那么痛风就算治愈了。

（2）可治愈，但难治

由上可知，如果血尿酸水平控制得好，那么痛风就可以被治愈。但是要想控制好血尿酸水平并不是件容易的事，痛风的难治正在于此。临床上，很多患者因为没控制好尿酸的水平，导致痛风反复发作，甚至不断加重。

血尿酸的控制需要生活方式的改变和药物治疗。这需要患者去调整一些生活方式，比如限酒、减少高嘌呤食物的摄入、防止剧烈运动或突然受凉、减少富含果糖饮料的摄入、大量饮水（每日 2000mL 以上）、控制体重、增加新鲜蔬菜的摄入、规律饮食和作息、规律运动、禁烟等等。但这些都是很难改的。很多患者的血尿酸本来控制得很好，但因一时嘴馋控制不住自己，过食高嘌呤食物，大量饮酒吃肉，痛风就又找上门来了。

还有些患者在痛风急性发作的时候看医生，治好后就不再复诊了，没有后续的降尿酸治疗，这样痛风极易反复发作。有的患者在痛风急性发作过去后能够继续进行降尿酸治疗，但会因为尿酸结晶溶解时的疼痛而放弃治疗。有的患者坚持治疗但没有定期去复查，还经常自行停药。还有的患者一直都控制得不错，痛风很久都没有发作了，自己感觉已经好了，医生也认为情况不错，就停药了，又开始乱吃东西，不久，痛风又来了。所以说，痛风很难治。

当然，就算血尿酸控制得好，有些痛风带来的损害也是不可逆的。如痛风石破坏了人体的关节，使关节结构发生了改变、关节发生了畸形等，这些都是不可逆的，但这并不代表控制血尿酸对这些患者来说没用。相反，控制血尿酸水平对他们来说更为重要。控制好血尿酸水平，可以使病情不再进展，不再进一步地损害人体机能和组织结构，从而缓解疼痛症状，改善生活质量。

痛风的治疗是个漫长的过程，需要患者自己的坚持，需要患者调整自己的生活方式，其中会牺牲掉一些乐趣。每个患者都想要一种可以根治痛风的药物，以一劳永逸地解决掉痛风，让血尿酸不再高，让痛风不再发作，但是目前并没有这种药物。如果有人宣称有这样的"神药"，一定要多加警惕，防止上当受骗。

痛风能不能治愈重要的是看患者自己能不能坚持治疗。有的患者不能坚持控制血尿酸水平，血尿酸忽高忽低或长期维持高水平，导致病情不稳定，痛风经常反复，最终丧失治愈的信心与耐心，任凭疾病逐渐发展，从本来只是关节疼痛，到后来出现痛风石，再到关节被破坏，令人痛心。治疗痛风就像是一场马拉松，关键在于坚持，需要患者与医生的共同努力，保持积极乐观的心态，养成良好的生活习惯，远离"诱惑"，才能远离痛风。

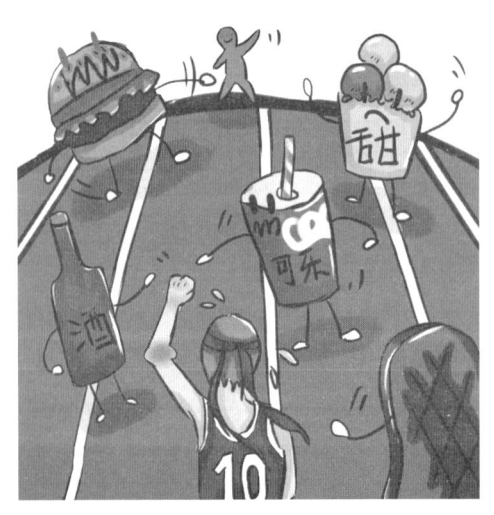

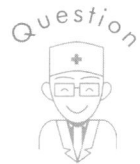

13. 尿酸升高但是没有痛风发作,要不要用药

高尿酸血症是痛风发作最重要的生理基础。临床上,有患者认为,虽然自己的尿酸高,但没有痛风发作,身体又没有不舒服的情况,因此自己是安全的。实际上,真的是这样吗?

临床研究表明,血尿酸的升高与很多疾病的发展、加重有着密切的关系,是很多疾病发生的独立危险因素。高尿酸血症与肾脏疾病互为因果关系。血尿酸的升高可导致急性尿酸性肾病、慢性尿酸性肾病和肾结石,增加发生肾功能衰竭的风险。而肾脏疾病又会影响尿酸的排泄,导致继发性高尿酸血症,进一步加重肾脏疾病。研究发现,高尿酸血症极易在男性人群中导致高胰岛素血症。高尿酸血症还是动脉粥样硬化的危险因素,心脑血管病伴发高尿酸血症的患者易出现急性心肌梗死、卒中。所以如果原来有高血压、糖尿病或者其他疾病的患者发现自己的血尿酸升高了,就需要在治疗原有疾病时控制血尿酸的水平,使血尿酸长期控制在 360μmol/L 以下。药物治疗主要是适当碱化尿液,常用的药物有碳酸氢钠或枸橼酸氢钾钠,具体使用要遵循医嘱。

那么仅有高尿酸血症而无其他疾病的患者就可以不需在意了吗?并不是。血尿酸的升高是一个逐渐累积的过程。虽然尿酸升高暂时没有引起痛风,但是长此以往,在血尿酸超过自己身体所能容纳的范围后,就会出现痛风。所以说,尿酸升高但没有痛风发作只是表明暂时安全,我们还是要去控制它,使它维持在一个正常的范围内。那么是靠生活控制,还是靠药物控制,那就要看个人具体情况了。当血尿酸水平超过 420μmol/L(男性)或 360μmol/L(女性)而低于 540μmol/L 时,一般先生活控制 3~6 个月。如果无效,则建议同时配合药物治疗;而当患者的血尿酸超过 540μmol/L 时,建议生活控制和药物治疗相配合。

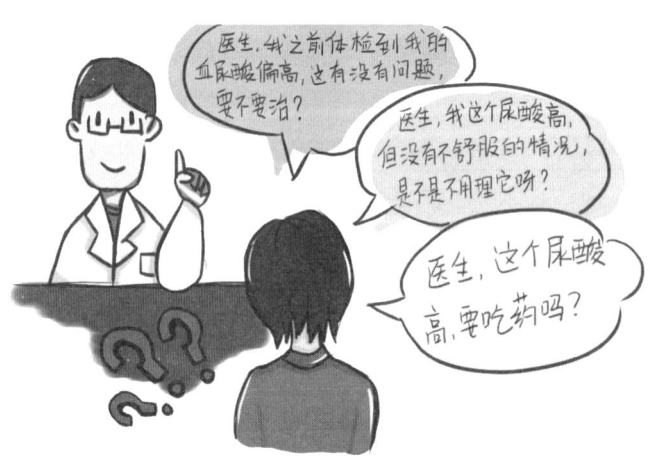

血尿酸升高并不仅仅预示着有痛风的危险,实际上它是个预警信号,它表明我们的身体出现了问题,要我们去注意,要我们去避免各类危险因素,像高嘌呤食物要少吃,有心血管、代谢性疾病的要定期复查等。特别是一些高龄的男性、肥胖人群、亲属中有痛风病史的人、有长期静坐习惯的人,都要及时关注自己的身体情况,要积极去处理,不要等痛风发作了或者出现其他疾病了再去补救,那就错过了最佳的治疗时期。当然,发现自己尿酸升高也不要过于紧张,有些患者说自己什么都不吃,只吃青菜、米饭等,非常清淡。这样就有些过犹不及了。其实在生活上,不吃那些易引起尿酸升高的食物,合理饮食即可。

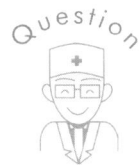

14. 如何治疗无症状高尿酸血症

高尿酸血症为多基因遗传性疾病,遗传因素和环境因素的相互作用和共同作用导致了该病的发生和发展。血液中的尿酸含量,男性超过 420μmol/L(7.0mg/dL),女性超过 360μmol/L(6.0mg/dL),就可诊断为高尿酸血症。

高尿酸血症导致痛风性关节炎、痛风石、肾结石、痛风性肾病和慢性肾功能衰竭时肯定需要治疗,这是毋庸置疑的。但是,大部分高尿酸血症可不出现症状,这些无症状高尿酸血症该不该治疗呢?

研究发现,即使不发生痛风,单纯的高尿酸血症也会导致高血压、糖尿病、心肌梗死和脑梗死等疾病,并可使这些疾病的死亡率增加,而降尿酸治疗可以从中获益。因此无症状高尿酸血症需要治疗。

(1) 治疗时机

◎血尿酸 >540μmol/L，就应该无条件进行降尿酸治疗。

◎血尿酸 >480μmol/L，如果既往痛风发作 1 次，或者没有痛风发作，但出现下列任何一项，也应该开始降尿酸治疗：尿酸性肾结石，肾小球滤过率≤60mL/min，高血压，糖尿病，高脂血症，肥胖，冠心病，卒中，心功能不全。

◎既往痛风发作 2 次以上，或者发作 1 次，但同时合并以下任何一项，则无论血尿酸高低，都应该开始降尿酸治疗：年龄<40岁，有痛风石或尿酸性肾结石，肾小球滤过率≤60mL/min，高血压，糖尿病，高脂血症，肥胖，冠心病，卒中，心功能不全。

(2) 治疗目标

上述第一种情况，血尿酸应降至<420μmol/L。第二、第三种情况，血尿酸应降至<360μmol/L。但尿酸并不是越低越好，无论什么情况，血尿酸都不建议降至 180μmol/L 以下。

(3) 治疗药物

大部分人单纯靠饮食调控无法控制血尿酸水平，因此需要进行药物治疗。常用的抑制尿酸合成的药物有别嘌醇和非布司他，常用的促进尿酸排泄的药物有苯溴马隆。而秋水仙碱、激素、止痛药等可治疗急性痛风性关节炎，但没有降尿酸的作用。碳酸氢钠片可以配合苯溴马隆降尿酸，促进尿酸排泄，但单独使用也没有降尿酸的作用。

综上所述，无症状高尿酸血症是需要治疗的。若是尿酸水平偏高不多，则可通过改变不良的生活方式、减少高嘌呤食物的摄入、增加促进尿酸排泄食物的摄入以达到治疗目的。若是尿酸水平过高，则需要去正规医院，进行专业和规范化的药物治疗。

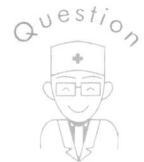

15. 痛风性肾结石是怎么回事

（1）什么是痛风性肾结石？

痛风性肾结石是人体尿酸饱和后，在肾脏析出结晶沉淀的表现。在人体有约70%的尿酸是通过肾脏排泄的，而尿酸浓度过高就容易析出，形成尿酸结晶，在肾脏中沉淀，进而形成尿酸结石。同时，尿酸还会增加草酸钙结石等生成的概率。因此，痛风性肾结石中约80%是尿酸结石，其他的是草酸钙结石或混合性结石。临床上患有痛风性肾结石的患者会伴随有肾绞痛、血尿，有的还会出现慢性泌尿系统感染、肾功能不全等情况。

(2) 痛风性肾结石是怎样形成的？

痛风性肾结石之所以出现，一般原因有三：①尿酸量增加；②尿pH值下降；③尿量减少。人体内尿酸的增加会增加肾脏需要排泄的尿酸量，尿液中的尿酸含量上升，形成高尿酸尿，使尿的pH值下降，尿液过度酸化。酸性环境促使更多的尿酸盐变成相对不溶解的尿酸，尿酸溶解度降低，从而导致尿酸沉积。当人的24小时尿液pH值低于5.5时，尿酸性肾结石形成的风险非常高。尿量的减少会使得尿酸浓度增加，尿pH值下降，尿酸溶解度降低，从而促使结石形成。尿酸性肾结石是所有结石中受气温和饮水量影响最大的结石。任何形式的尿量减低都有可能导致尿酸性肾结石的产生，如慢性腹泻、大量出汗等等。

(3) 如何发现痛风性肾结石？

有痛风性肾结石的患者一般有痛风发作史，小的结石一般没有什么临床表现，大的结石会引起肾绞痛、血尿等。临床上一般痛风患者做体检的时候会发现肾内有结石，或者因肾绞痛发作前来就诊时发现。痛风性肾结石多为砂石状，较难被发现。单纯的尿酸结石可透过X线，在X线平片上不显影，所以痛风、高尿酸血症患者在X线平片上未见到结石影，也不能排除尿酸结石的可能。而混合性结石可在X线上显示出结石影。结石在造影片上表现为穹窿缺损。B超可见结石征象，CT对尿酸结石的诊断很有帮助。尿常规示尿液呈持续性酸性，pH值低于6.0，绝大多数在5.5以下。尿沉渣检查可见淡红色的尿酸结晶。

(4) 出现痛风性肾结石怎么办？

目前，临床上对于治疗痛风性肾结石有保守治疗和外科治疗两种方式，以控制尿酸、解除疼痛、保护肾功能、尽可能去除结石为治疗原则。

保守治疗

保守治疗是通过药物来溶解尿酸结石，从尿酸形成的机制上进行相对应的治疗。这是临床上的首选方法。

碱化尿液：是临床上最有效的溶石方法。通过服用药物使尿pH值维持在6.2～6.9，可将不易溶解的尿酸转化为易溶解的尿酸盐离子，但不能过量服药，要避免过度碱化。服药量要根据尿pH值决定。服用方法一般有3种：口服法、静脉输液法、局部灌注法。其中口服的常用药物有碳酸氢钠、枸橼酸钾。静脉输注法的溶石速度较快，但需要患者住院治疗，且尿路梗阻患者不适用。局部灌注法适用于不能耐受全身用药或已携带尿路造瘘管及导管的患者，但急性尿路感染者禁用。

增加尿量：一般要求患者每天的尿量要在2000mL以上。患者要多饮水，多排尿。多饮水有利于降低尿中尿酸的浓度，多排尿可促进尿酸的排泄，从而减少结石的产生。但要注意减少富含果糖饮料的摄入，最好不饮。

减少尿酸：需要生活方式的干预和服用降尿酸药物。生活方式的干预包括减少摄入高嘌呤食物、限酒禁烟、防止剧烈运动或突然受凉等。在医生的指导下服用降尿酸药物，可使血尿酸得到有效降低。

外科治疗

大多数痛风性肾结石（80%）通过保守治疗即可痊愈，只有在伴有尿路梗阻或者混合有其他结石成分导致溶石效果差的情况下才需要进行外科治疗。痛风性肾结石一般不需要开放性手术治疗，目前广泛使用的是体外冲击波碎石术。由于尿酸结石在X线片上不显影，定位困难，因此可用B超定位，用碎石机治疗，效果良好。对于一些较大的、不能用碎石机治疗的肾结石可采用微创手术治疗，如经尿道输尿管镜取石术、经皮肾镜取石术等。

（5）痛风性肾结石有哪些预防措施？

平时要多饮水，增加尿量，以促进尿酸的排出；戒烟限酒，控制饮食，减少高嘌呤食物的摄入，如动物内脏、骨髓、海鲜等，饮食上以低嘌呤食物为主，多吃水果、蔬菜；保持合理体重；避免过度疲劳和精神紧张。同时痛风患者可适当服用碱性药物，使尿pH值维持在6.2~6.9，以避免结石的形成。可在医生的指导下服用降尿酸药物，降低体内尿酸浓度，降低痛风性肾结石发生的概率。有糖尿病、高血压、高血脂等疾病时，要积极治疗，使其相应的指标如血糖、血压等控制在一定的范围内，从而降低痛风性肾结石发生的风险。

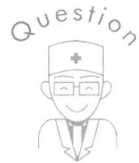

16. 痛风石破溃后怎么处理

我们知道，痛风石其实是在人的血尿酸浓度过高、超过饱和度时，结晶样物质在身体某部位析出并沉积而形成的。如果在痛风石出现后，患者不加以重视，不去控制血尿酸浓度的话，结晶样物质将会沉积得越来越多，痛风石的体积也会变得越来越大。痛风石不断变大的同时，覆盖在痛风石表面的皮肤就会不断绷紧而变薄、发亮。一不小心，在外力的作用下，皮肤破损，里面的白色尿酸盐结晶就会流出，这种情况叫作痛风石破溃。

痛风石破溃非常"磨人"。为什么这么说呢？因为痛风石破溃后，皮肤伤口往往难以愈合。由于痛风石所在的皮肤血液循环较差，且在长期的磨损下，其结构和营养状况与正常的皮肤不同，细胞再生能力低下，因此一旦破溃很难愈合。破溃后，尿酸盐结晶不断流出，刺激伤口，也会阻碍伤口愈合。伤口的存在还会导致局部的皮肤极易受到细菌的感染，而细菌的感染会使局部形成慢性化脓性病灶，进一步造成局部久溃不愈。所以，痛风石破溃后，如果处理不当，伤口就会反反复复，难以愈合，从而导致关节腔、骨与外界直接相通，极易引发骨髓炎，严重时还可能引起败血症或脓毒血症。

若想伤口早点愈合，就要及时处理。最重要的是做好局部创面的清洁，保持伤口干净，避免二次伤害。可用生理盐水或过氧化氢溶液进行冲洗，尽可能地将破溃处的尿酸盐冲洗干净。若不能冲洗干净，则可使用刮匙处理干净。但要注意的是，整个操作需在无菌的环境下进行，因此不建议患者在家自行操作，要到医院进行清创治疗。同时要注意保护好创面，尽量避免异物摩擦导致二次伤害的发生。而对于一些体积较大的、用上述方法难以处理的痛风石，可采用手术的方式来进行切除治疗。如果发生感染，出现发热、白细胞升高等情况，要及时就医，使用相应抗生素治疗。

要想破溃处更好地恢复，避免类似情况再次发生，重要的是控制好"罪魁祸首"——尿酸。可在医生的指导下服用降尿酸药物，同时进行饮食调控，严格禁止摄入高嘌呤食物，多摄入低嘌呤食物，如芥菜、萝卜、土豆、番茄等。还要多饮水，一般每日3000mL左右，以促进尿酸的排泄。在降尿酸治疗中，也需注意碱化尿液，使尿液的pH值维持在6.2~6.9，以利于尿酸盐的溶解和排泄。痛风极易复发，患者管住自己的嘴尤为重要，并要记得定期复查相关指标。

有些痛风患者合并有其他疾病，如糖尿病、高血压、高血脂等。这些患者除了要定期检测尿酸外，还要定期监测血糖、血压、血脂等相关指标。这些指标的控制和尿酸的控制是相辅相成的，有利于破溃处的愈合。在饮食上也要兼顾其他合并症的情况，调整好食谱。

当病情稳定、破溃处愈合后，可适当进行锻炼，小幅度活动关节，以防止关节僵硬、畸形。同时要注意运动安全，避免痛风石突起部位皮肤破溃。

发生痛风石破溃不必惊慌，及时到医院处理、注意饮食、控制好尿酸水平、保持放松的心情，积极治疗即可。

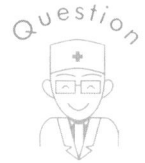

17. 哪些中药或者中成药可以治疗痛风

痛风属于中医的"痹证""白虎历节"等范畴。在中医理论的指导下，有很多中药和中成药可以治疗痛风。

（1）中药

根据临床文献报道，土茯苓、萆薢、车前子、天葵子、金钱草、黄柏、泽泻、防己、猪苓、忍冬藤、木瓜、秦皮、山慈菇、秦艽、栀子、牛膝、黄芪、雷公藤、豨莶草、青风藤、板蓝根、蚕沙、虎杖、茵陈、茯苓、滑石、络石藤、薏苡仁、萹蓄、淫羊藿、地龙、威灵仙等具有降尿酸的作用。

现代药理研究表明，土茯苓可促进尿酸排泄、降低血尿酸，又有镇痛的作用，可治疗痛风性关节炎,还可改善心肌缺血、抗动脉粥样硬化斑块形成,对于痛风伴高脂血症者,可防治急性心血管事件。蒲公英、车前子、大黄可间接抑制尿酸的形成。其中车前子提取液有预防肾结石形成的作用。另外,大黄的泻下作用能促进尿酸的排出。能促进尿酸排泄的还有苍术、滑石、薏苡仁等。穿心莲、桃仁可减少尿酸的生成。百合和山慈菇含有秋水仙碱成分,可抑制痛风的发作。需要注意的是,百合品种众多,有些品种有毒,所以不要随便采食不明品种的百合。秦皮、葛根和黄柏可缓解痛风的关节肿胀情况。威灵仙、秦艽、豨莶草还具有降血压的功效。萆薢亦有降低血清胆固醇的作用。

临床上有人应用虫类药来治疗各种风湿病,其中也包括痛风性关节炎。痛风易反复发作,缠绵难愈,久病入络,此时"久则邪正混处其间,草木不能见效,当以虫蚁舒逐"。尤其是慢性期或痛风结节形成,一般中草药难以迅速见效,此时加入虫类药,如全蝎、蜈蚣、地龙、乌梢蛇,可起到搜邪祛风、通经活络、破结软坚之功效,提高痛风治疗效果。虫类药中含有的动物异体蛋白有时会引起过敏反应,运用时应当注意。

上述中药对治疗痛风有一定的作用,但具体要不要用、怎么用需要听从医生的建议,切不可乱用、滥用。

(2) 中成药

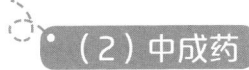

新癀片

由肿节风、三七、人工牛黄、肖梵天花、珍珠层粉、吲哚美辛等组成。功能消炎镇痛、清热解毒、散瘀消肿,适用于湿热痹阻型痛风。临床观察发现新癀片内服、外涂治疗痛风性关节炎,消肿止痛迅速有效，不良反应少。且痛风性关节炎反复发作者使用新癀片也有效，但使用期间需注意是否有胃部不适或便血等情况。

复方伸筋胶囊

由虎杖、伸筋草、三角风、香樟根、见血飞等组成。功能清热利湿、活血通络，适用于湿热痹阻所致痛风引起的红肿、热痛、屈伸不利等症，能够有效降低血尿酸，且无明显毒副作用和不良反应。

正清风痛宁

从中药青风藤中提取活性成分（青藤碱）而成。功能祛风湿、通络止痛，适用于寒湿痹阻型痛风。能减少和消除尿酸盐及免疫复合物在关节周围的沉积，抑制炎症反应。本品具有强烈的释放组胺作用，部分患者在用药初期会出现瘙痒、潮红、出汗、肿痛加重现象。一般无须处理，上述现象可自行消失；反应严重者，可减量或停药。支气管哮喘患者禁用，孕妇或哺乳期妇女慎用，有药物过敏史者慎用。本品有口服片剂和注射液两种剂型。

痛风定胶囊

由黄柏、秦艽、赤芍、车前子、泽泻、土茯苓、川牛膝等药物加工而成。功能清热祛风除湿、活血通络定痛，适用于湿热痹阻型痛风。孕妇慎用。

护肾痛风泰颗粒

由秦艽、土茯苓、川萆薢、山茱萸等组成，功能清热降浊、益肾透邪，适用于湿热痹阻兼肾虚所致痛风、痛风性肾病的急性期和缓解期。

四妙丸

由黄柏、苍术、薏苡仁、怀牛膝组成，功能清热利湿、通络止痛，适用于湿热下注所致痛风。

九藤酒

由青藤、钩藤、红藤、丁公藤、桑络藤、菟丝藤、天仙藤、阴地蕨、忍冬藤、五味子藤组成，功能祛风清热、除湿通络，适用于湿热痹阻型痛风。

舒筋活血丸

由土鳖虫、桃仁、骨碎补、熟地黄、栀子、桂枝、乳香、自然铜、儿茶、当归、大黄等组成，功能活血化瘀、通络止痛，适用于血瘀痰阻所致痛风。

金匮肾气丸

由熟附子、桂枝、熟地黄、山药、山茱萸、牡丹皮、茯苓、泽泻组成，功能温补肾阳，适用于肝肾不足型偏阳虚之痛风。

六味地黄丸

由熟地黄、山茱萸、牡丹皮、山药、茯苓、泽泻组成，功能滋阴补肾，适用于肝肾不足型偏阴虚之痛风。

其实，用于治疗痛风的中成药还有不少。在治疗痛风时，中成药比西药的不良反应少，但临床上如何运用中成药还是要遵循医嘱。

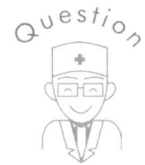

18. 哪些中医特色外治法可以帮助改善痛风症状

有很多中医特色外治法可以帮助改善痛风症状，如针灸、拔罐、推拿、中药熏蒸、中药外敷、穴位注射、蜂针等等。这些都在临床上取得了不错的疗效，并被很多患者所接受。

（1）针灸

针灸能够缓解急性痛风患者关节疼痛、肿胀的情况，改善关节功能。其作用机制在于降低血尿酸，抑制尿酸的合成，以及改善血液循环，减少痛风并发症的发生、发展。针灸包括针刺和艾灸两大类。针刺疗法用于痛风的有毫针刺法、火针疗法、梅花针法、小针刀疗法、刺血疗法等。

毫针刺法

是将毫针以一定的角度刺入人体穴位，通过捻转和提插等手法来刺激人体，从而达到治疗疾病目的的一种针刺方法。

主穴：分2组。①足三里、阳陵泉、三阴交；②曲池。

配穴：分2组。①内踝侧：太溪、太白、大敦；外踝侧：昆仑、丘墟、足临泣、束骨。②合谷。

治法：病变在下肢者，主穴与配穴均取第一组；病变在上肢者，主穴与配穴均取第二组。急性期用泻法，恢复期用平补平泻法，均留针30分钟，每隔10分钟行针1次。每日或隔日治疗1次，7~10次为1个疗程，疗程间隔3~5天。

国医大师路志正教授对于痛风性关节炎引起的关节变形有其独特的针刺方法：在肿大变形的关节两侧进针，针尖斜向关节，留针15~20分钟，并在肢体远端的趾甲和指甲两侧点刺放血，隔日治疗1次。如在局部熏洗或热敷后施针，则疗效更佳。

火针疗法

是将用钨丝制成的针具烧至通红，然后快速刺入人体一定的穴位或部位，从而起到治疗疾病的作用。火针更易穿透皮肤，刺激性更强，可将病变组织破坏，激发自身对坏死组织的吸收，促使受损组织和神经再生及修复，促进慢性炎症的吸收。

临床上常用火针点刺放血治疗痛风性关节炎。取患侧行间、太冲、内庭、陷谷、阿是穴，消毒后，将火针烧至通红转白亮时对准穴位速刺疾出，深度为0.3~1.0寸，点刺3~4针。每次总出血量轻症约10mL，重症30~50mL，一般为20mL左右。每3天治疗1次。

梅花针法

是将梅花针浅刺人体一定部位和穴位的针刺疗法。梅花针因针柄的一头装有7枚小钉,状若梅花,故而得名,也叫七星梅花针。运用梅花针叩刺可改善微循环,改善血管、组织等的阻滞情况,起到消肿、疏通等作用。

小针刀疗法

小针刀是一种似针又似刀的针具。它能够松解肿胀的关节囊,减轻局部软组织的压力,使疼痛和肿胀得到缓解;它还能疏通受损关节,改善局部微循环,减少和防止尿酸在关节部位的沉积。同时,拔针后有暗红色血液流出,可使一些尿酸随之排出体外,从而减少体内尿酸的积聚。

刺血疗法

是将针具刺入一定的部位或穴位,使之出血,出血量以数滴至数毫升为宜。该法可疏通经络中瘀滞的气血,调节虚实,调整脏腑功能,有效降低血尿酸。

艾灸

是用艾绒制成艾条或艾炷,点燃后熏灼人体穴位或特定部位,以温通经脉、温阳散寒、补中益气的疗法,适用于寒凝瘀滞所致的痛风。

治疗时取患侧足三里、阳陵泉、三阴交、公孙、八风、太冲、阿是穴。将艾条点燃后悬灸,艾火距穴位约35mm,以局部潮红而又不感灼痛为度。每穴灸10分钟,每日1次,30日为1个疗程,1~2个疗程后观察疗效再做调整。

实热证、阴虚发热者，一般不适宜艾灸。

（2）拔罐

是通过燃烧或抽吸等方法将罐内空气排空，造成负压，使罐吸附在人体体表穴位和特定部位，产生刺激，形成局部充血或瘀血现象的治疗方法。拔罐法通常与刺血疗法或梅花针法等结合以治疗痛风。

方法：选定关节红肿热痛最明显部位，用手轻揉拍打以使局部充血，常规碘伏消毒后用三棱针点刺放血，接着选择大小合适的玻璃火罐拔罐，留罐5～10分钟，出血量以3～5mL为宜，取罐后用碘伏消毒针眼。若有的关节部位不适合拔火罐，则可在点刺出血处挤压出血，隔日治疗1次，共治疗5次。

注意：①放血的关节局部当天不可沾水。②此法多用于实证、热证，凡体质虚弱、局部皮肤感染、血糖控制不佳、凝血功能障碍者禁用。

（3）推拿

推拿直接作用于皮肤、肌肉，可改善肌肉的营养代谢，增加肌肉组织对多余尿酸的吸收、利用和排泄，能够较好地预防关节部位的僵硬和粘连，对痛风有较好的防治作用。

处于痛风急性期的患者疼痛剧烈，活动受限，推拿手法宜轻柔，不宜太重，常用的手法有揉法、按法。治疗的主要目的是减轻疼痛，缓解肌肉痉挛，促进局部血液循环，使炎症吸收加快。

处于痛风缓解期和慢性期的患者病程较长，病情相对稳定，可选用揉法、推法、弹法、按法等，能够缓解症状，并能起到预防痛风复发及减轻致残率的作用。

需要注意的是，若出现以下情况则不适宜进行推拿：①患处已出现皮肤破损；②患有血液病及有出血倾向；③有严重的心、肺、脑病，胃、肠穿孔，高龄及体质极度虚弱；④患感染性疾病，如骨髓炎、骨关节结核，严重的骨质疏松症及急、慢性传染病的传染期。

（4）中药熏蒸

是借助药力和热力通过皮肤而作用于机体的一种治疗方法。其能扩张局部血管，促进血液循环，促进机体新陈代谢，加强血氧供应，增强组织再生能力和细胞活力，减少炎症及代谢产物的堆积，降低神经末梢的兴奋性，提高痛阈，从而起到消炎、消肿止痛、活血化瘀的作用。可应用于痛风性关节炎，因长期服用抗痛风药物导致消化道溃疡、肝肾功能损害及骨髓功能抑制的患者，且疗效不错。

（5）中药外敷

根据"透皮吸收"的理论，将药物外敷于人体体表，药物透过皮肤进入人体的血液循环，可使得病灶局部药物浓度升高，从而达到治疗疾病的目的。具体包括中药热熨疗法、中药药包热敷法、中药药液热敷法等。临床上治疗痛风性关节炎的外敷方有四黄散、止痛消肿膏、金黄散、消瘀膏等。

中药热熨疗法：使用块形砭具。先将砭块放入60~70℃的热水里浸泡几分钟，然后拿出来擦干，平放于患处或经脉循行部位。一开始砭块温度较高，可以先在下面垫一条毛巾，待温度有所下降时再拿走毛巾。砭块的特点是接触面积较大，可以对多条经脉同时进行治疗。若是针对关节局部进行治疗，可选择体积较小的砭块。

中药药包热敷法：将中药煮热，用布包裹敷于患处或穴位处，借助温热之药力，通过皮肤作用于人体，从而达到治疗目的。适用于痛风性关节炎的间歇期、慢性期疼痛的缓解与康复。

中药药液热敷法：将中药加水煮好，去渣留汁。再将纱布浸泡在药液中，充分浸泡后，挤出多余的药液，敷在相应穴位或特定部位上。该法具有疏风除湿、通经活络、散结止痛等作用，适用于痛风性关节炎间歇期、慢性期的止痛和康复，对抗痛风药物高度过敏者，肝、肾功能不全者，有出血倾向者、中老年人及小儿患者效果较好。

国医大师路志正教授用方：牛皮胶30g，水溶成膏。云台子、安息香、川椒、附子各15g，研为细末，拌入膏液中摊于布上，贴于患处。

(6) 穴位注射

是根据中医药理论，运用西医的注射技术，将药物注入人体经穴的疗法。因为其是直接将药物注入人体，所以药效更加容易发挥，但同时要注意防止过敏反应的发生。

(7) 蜂针疗法

是一种用蜜蜂螫刺人体穴位和特定部位，从而防治疾病的方法。中医认为蜂针疗法可使患者气血流畅、经络疏通，并使病邪外泄，对痹证、痛证有良好的治疗作用。现代医学证实蜂毒中含有多种微量元素、多肽、酶、生物胺和其他生物活性物质，能刺激淋巴系统、内分泌系统、神经系统等，具有镇痛、消炎、抗菌、改善微循环、促进调节代谢、增强机体免疫力的功效。需要注意的是，蜂毒中含有的蛋白质毒素会引起过敏反应，但第一次一般不会，所以在进行蜂针治疗时要小量渐进，并不是多多益善。

（8）刮痧

刮痧的作用：①活血祛瘀。刮痧可调节肌肉的收缩和舒张，促进刮拭部位的血液循环，从而起到活血化瘀、祛瘀生新的作用。②调整脏腑。刮痧通过对局部穴位的刺激，可使内脏功能得到调节，阴阳达到动态平衡。③舒筋活络。刮痧可提高局部组织的痛阈，使紧张或痉挛的肌肉得以舒展，消除疼痛，达到通则不痛的目的。

刮痧过程可使局部高度充血，血管扩张，血液及淋巴液循环增快，从而促进尿酸从皮肤排出体外，达到减轻病势、促进康复的效果。

方法：患者俯卧或坐位，暴露背部和患处，以背部为主，在刮拭部位涂上刮痧油，以均匀的力度按照由上到下、由轻到重、先中间后两边的顺序反复刮拭，以局部出现痧斑、痧疹或灼热感为度。

注意：局部皮肤溃疡、皮肤过敏者禁刮，有出血倾向疾病、严重心脏病及肾脏病者亦不宜刮痧。

（9）中药沐足

急性期沐足方：取国医大师路志正教授经验方。透骨草、马鞭草、追地风、络石藤各30g，红花15g，加水2000mL，煎沸5~8分钟，先熏后洗。

缓解期沐足方：党参、薏苡仁、木瓜、威灵仙、土茯苓、秦皮各30g，先加冷水浸没药物，20分钟后加水煎至30分钟，然后倒入足浴桶中，水温以 39 ~ 41℃为宜，将患肢放入药液中 20 分钟。

在治疗痛风上，中医特色外治法种类十分丰富，有时可单一使用，有时可多种结合使用。但要注意，有些外治法对一些患者疗效好，而对另一些患者则效果不明显，例如针灸对肥胖的痛风患者效果好，而对消瘦的患者效果差。而且并不是所有的痛风患者都适合上述外治法，要具体情况具体分析，遵从医嘱，切勿乱用。特别是部分侵入性和有创性的方法，患者不可自行操作和自行治疗运用。

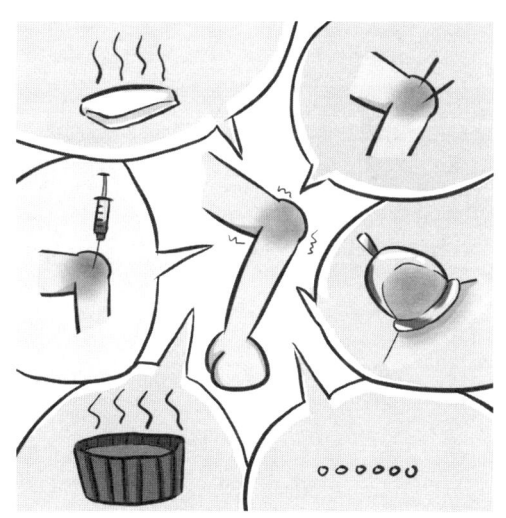

第三部分
痛风与其他疾病并存时如何治疗

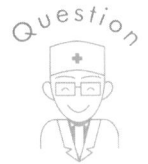

1. 痛风易伴发哪些疾病

高尿酸不仅会导致痛风性关节炎、痛风石、肾结石、痛风性肾病和慢性肾衰竭,还会引起高血压、糖尿病、心脑血管疾病等。现在,高尿酸已经是继"三高"——高血压、高血糖、高血脂之后严重威胁人类健康的"第四高"了。

(1) 痛风性关节炎

即痛风发作时出现的手指、足趾等关节的红、肿、热、痛,甚至会出现全身的发热,晚期会出现关节畸形。研究表明:在血尿酸水平大于600μmol/L时,痛风性关节炎发生的概率为30.5%;在血尿酸水平小于420μmol/L时,痛风性关节炎发生的概率仅为0.6%。由此可见降低血尿酸水平在治疗痛风性关节炎中的重要性。

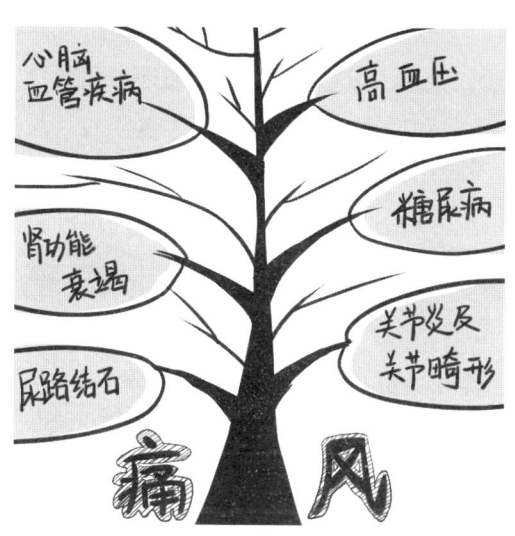

（2）痛风性肾结石

当尿酸水平过高时，尿酸结晶就会析出。当这些结晶堆积在泌尿系统时，就会产生尿路结石，包括肾结石。其症状跟其他病因导致的尿路结石一样，会出现腰痛及血尿。如果结石堵塞了输尿管，就像水管被石头堵住不通一样，就会出现少尿、无尿，导致肾积水，影响肾功能，导致血肌酐升高，严重时会出现肾衰竭，甚至脓毒血症。

(3) 痛风性肾病、肾衰竭

我们知道,尿酸主要通过尿液排泄。当尿酸过高时,会加重肾脏的负担,久而久之就会导致肾脏的损害。同时,肾功能受损后,尿酸的排泄就会减少,体内的尿酸水平就会进一步提高,从而进一步加重肾脏的损害,这是一个恶性循环。痛风性肾病分为急性的和慢性的。急性痛风性肾病是由于大量尿酸结晶沉积于肾间质及肾小管内,肾小管腔被尿酸结晶充填、堵塞,导致少尿型急性肾衰竭,常见于继发性痛风性肾病。慢性痛风性肾病是由于尿酸结晶沉积在肾髓质引起的,可导致慢性肾衰竭,常见于原发性痛风性肾病。

(4) 糖尿病

当人体内尿酸水平升高时,会导致人体激素分泌的失调。国外有研究发现,接近四分之一的糖尿病与高尿酸密切相关。当糖尿病患者出现痛风发作时,由于应激体内的血糖就会升高,导致血糖不稳定,久而久之就会导致糖尿病并发症的发生,更重要的是,糖尿病患者在高尿酸情况下更容易发生糖尿病肾病。另外,许多调查发现,高尿酸血症患者常并发糖尿病,其机制可能是过高的血尿酸损伤了胰岛B细胞,诱发了糖尿病,也有报道称高尿酸血症是2型糖尿病的危险因素。

(5) 高血压

高尿酸与高血压、高血糖、高血脂皆属于代谢综合征。其中,高血压跟高尿酸具有密切的联系,两者相互影响,主要体现在以下几个方面:①部分高血压患者在长期使用利尿剂后造成血容量减少,使尿酸重吸收增加,从而引起高尿酸血症。②高血压不但会引起大血管病变，而且会造成微血管损害，微血管病变导致组织缺氧，使血内乳酸水平增高，以致影响尿酸在肾脏的排泄，尿酸潴留导致高尿酸血症。③由于尿酸的升高，尿酸结晶对小动脉内膜造成损害，会加重高血压，造成恶性循环。

高尿酸和高血压互为影响，互相促进。现在发现高血压患者如果合并高尿酸，尽管血压已经控制，但冠心病或脑血管疾病的发生率仍会增加3～5倍。

（6）动脉粥样硬化

研究表明，有50%～80%的高尿酸血症患者血脂也偏高，尿酸在血中的含量与甘油三酯呈正相关关系，同时，高密度脂蛋白还有所下降，这些变化都可成为动脉粥样硬化性疾病发病的原因。高尿酸血症会促进血小板凝集和血栓形成，久而久之就会形成动脉粥样硬化斑块。

（7）心脑血管疾病

高尿酸导致的高血压、糖尿病、高血脂、动脉粥样斑块等都是心脑血管疾病的高危因素，如果患者同时还伴有吸烟、喝酒等不良生活习惯，则心脑血管疾病的发病概率必定会升高。

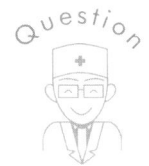

2. 痛风性肾病是怎么回事

人体内的尿酸大部分是经肾脏排泄的,少量从消化道排泄,还有极少部分经汗液排泄。可见,肾功能正常是保证尿酸正常排泄的重要条件。调查结果显示,绝大部分高尿酸血症和痛风患者可能存在肾功能的障碍。当血尿酸浓度达到或超过 420 μmol/L(男性)和 360 μmol/L(女性)时,患者发生终末期肾病的危险分别较正常人增加 4 倍和 9 倍。

(1)什么是痛风性肾病?

痛风性肾病是指高尿酸血症和/或高尿酸尿症导致尿酸在肾组织中沉积所造成的肾损害。该病常见的表现如下:①痛风,患者有明确的痛风病史；②肾结石，患者会出现排尿困难和血尿，尿中会出现尿酸结晶，有时患者排尿会排出一些小石子；③血尿酸升高。实验室检查可见：①血尿酸，一般男性≥420μmol/L，女性≥360μmol/L；②血肌酐升高。痛风性肾病如果要精确诊断，需要进行肾穿刺活检。

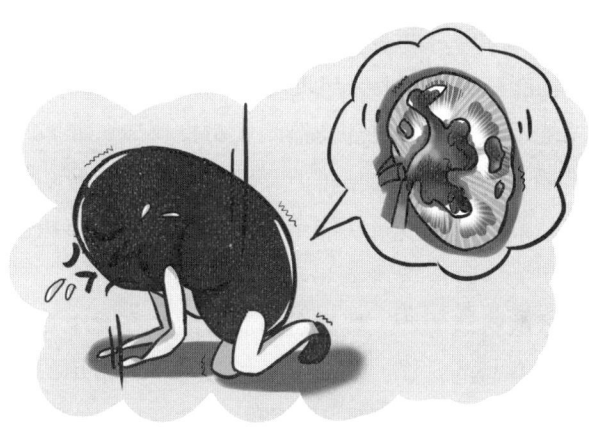

(2) 痛风性肾病该注意什么？

生活方面：①避免摄入高嘌呤食物，如动物内脏（尤其是脑、肝、肾）、海产品（尤其是海鱼、贝壳类软体动物）和浓肉汤，豆类也含有一定量的嘌呤；各种谷类、蔬菜、水果、牛奶、鸡蛋等含嘌呤较少，尤其蔬菜、水果等应多进食。②对于肥胖者，建议低热量、平衡膳食，增加运动量，以保持理想体重。③严格戒饮酒类，尤其是啤酒。④每日饮水应在2000mL以上，以保持充足的尿量。

药物方面：治疗痛风发作导致的疼痛时，常用非甾体类抗炎药物（NSAIDS）、秋水仙碱和糖皮质激素。其中 NSAIDS 具有一定的肾毒性，所以在痛风性肾病患者不推荐选用 NSAIDS。秋水仙碱是有效治疗痛风急性发作的传统用药，但因为秋水仙碱不能通过透析清除，所以对于血液透析或者腹膜透析的患者，也要减量使用。

进行降尿酸治疗常用抑制尿酸生成的药和促进尿酸排泄的药。前者如别嘌醇、非布司他。其中别嘌醇主要通过肾脏排泄，所以在肾功能减退的患者会出现药物的堆积，增加过敏反应风险，因此肾功能不全的患者要注意监测其不良反应。非布司他除了通过肾脏排泄，还可通过粪便排泄，因此在轻中度肾功能减退的患者无须调整剂量，重度肾功能不全的患者使用非布司他时需要减量并要密切关注肾功能。

促进尿酸排泄的药主要通过抑制尿酸盐在肾小管的主动重吸收来增加尿酸盐的排泄，从而降低尿酸水平，常用的药物是苯溴马隆。肾功能减退的患者使用该药时要注意用量，要在专业医生指导下用药。同时在治疗期间应增加饮水量，以增加尿液，促进尿酸排泄。

此外，使用中药治疗痛风时应尽量避免使用具有明确肾毒性的品种。

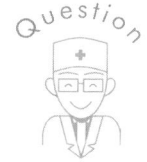

3. 痛风性肾结石如何治疗

当体内尿酸处于高水平时，就会形成痛风性肾结石，导致尿石症，就会引起尿路梗阻和感染等情况的发生。

痛风性肾结石患者尿液会稍偏酸（尿 pH 值常低于 6.0），尿沉渣检查可见尿酸盐结晶。肾脏彩超可见高回声区伴声影。尿酸结石 X 线片不显影（阴性结石）。若混有其他成分（如草酸盐、磷酸盐等），则表现为密度不一的结石影。CT 对尿酸性肾结石的诊断很有帮助。可对已排出的结石进行成分分析以明确诊断。

痛风性肾结石的治疗可采用排石疗法、体外冲击波碎石和 / 或手术治疗。

(1) 排石疗法

适用于结石直径 0.5 ~ 1.0cm，且未导致尿路梗阻、感染或疼痛等症状的患者，包括一般疗法、中医中药疗法和溶石疗法等。一般疗法包括增加液体摄入（每日饮水 2000 ~ 3000mL）、限制高嘌呤饮食、适当运动及药物排石。目前常用的药物有：①双氯芬酸钠栓剂。双氯芬酸钠能够减轻输尿管水肿，减少疼痛，促进结石排出，一般推荐应用于输尿管结石。② α 受体阻滞剂（坦索罗辛）或钙通道阻滞剂。这类药物能使输尿管下端平滑肌松弛，促进输尿管结石排出。中医中药疗法以清热利湿、通淋排石为主，常用的方剂有八正散、三金排石汤等。溶石疗法一般采用枸橼酸氢钾钠颗粒口服溶解结石。

(2) 冲击波碎石

排石疗法治疗 1 ~ 2 个月后如效果不佳可采用冲击波碎石，该疗法适用于以下情况：①直径小于 2.0cm 的肾盂结石、肾上盏或肾中盏结石；②直径小于 1.0cm 的肾下盏结石，直径在 1.0 ~ 2.0cm 的肾下盏结石根据是否存在不利因素决定是否采用该疗法；③直径在 2.0 ~ 3.0cm 或表面积小于 500mm^2 的部分鹿角形结石。冲击波碎石禁用于结石远端器质性梗阻、肾功能不全、未获控制的尿路感染。

(3) 手术治疗

如尿酸结石造成尿路梗阻、严重感染或肾功能受损时可采用手术治疗，包括开放手术、经皮肾镜手术及输尿管软镜手术。直径大于 2.0cm 的肾结石、复杂性肾结石建议采用经皮肾镜手术，躯体严重畸形、过度肥胖导致难以建立经皮肾通道为手术禁忌证。输尿管软镜手术可用于体外冲击波碎石无效的时候。

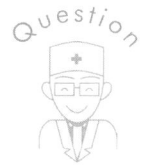

4. 中医如何治疗尿酸结石和痛风性肾病

（1）中医对尿酸结石和痛风性肾病的认识

中医认为肾脏的一部分功能与"下水道"的作用相类似。人体进食后，通过胃肠道的消化、吸收，脾会把吸收的营养物质输送到全身，供给身体需要的养分，而把食物的残渣——中医所说的"浊气"，往下输送到肠道、肾脏再进一步处理，吸收有用的物质，排泄浊气。脾输注的营养物质到达上部的肺脏后，经过加工处理，有用的物质被吸收，浊气一部分通过呼吸功能排泄，另一部分向下通过肾脏排出。当人体摄入的食物过多，尤其是肉食、酒等肥甘厚味之品过多时，就会造成胃肠、脾脏的消化、吸收及输送功能失常，这种失常的状态会导致食物不能很好地转化成有用的营养物质，反而会形成很多有害的浊气。这些有害的浊气在体内堆积，逐渐化热，浊气与热相互胶合导致湿热内生。湿热的产生使浊气变得黏滞，变得容易附着。因此，这种浊气在肾脏的排泄过程中，容易在肾小管中附着，经年累月，附着物越来越多、越来越大，就会造成尿酸结石的产生。而当这些结石越来越多、堵塞得越来越严重，影响到整个肾脏的功能时，痛风性肾病就发生了。

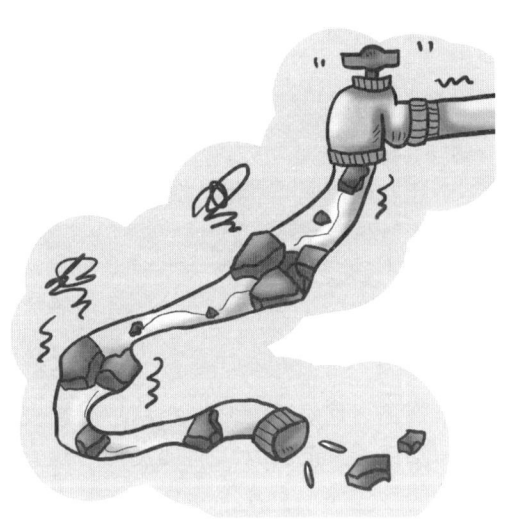

（2）中医对尿酸结石的治疗

尿酸结石主要是湿热在肾脏积聚，导致局部堵塞而引起的，所以治疗上采用的法则主要是清、利、消，同时补肾。清是指清热、利是指利湿。清热利湿的药物临床上常用的有瞿麦、车前子、车前草、萹蓄、土茯苓等，方剂方面常选用八正散、四妙散等。这是从病因方面去进行治疗，但更重要的是消除堵塞的小石头，这就需要消法。临床上常用的药物有"三金"——海金沙、金钱草、鸡内金。金钱草归肾和膀胱经，有利水通淋的作用。现代药理研究发现金钱草抗结石的主要机制如下：①利尿作用；②抑制草酸钙的形成，同时降低血尿酸水平；③抗氧化作用；④肾保护作用；⑤镇痛作用。海金沙归膀胱和小肠经，有清利湿热、通淋止痛的作用。现代药理研究发现海金沙有抑制肾脏中草酸钙结晶形成的作用，并可以促进尿液排泄。鸡内金归膀胱经，有健脾消食、涩精止遗、通淋化石的作用。现代药理研究发现，鸡内金可以抑制尿路结石的形成，或使结石溶解。"三金"从中医的角度均有清热、利湿、化石的功效，同时药理研究也证实其有非常明确的消除结石的作用，所以临床上常常在辨证处方中选用其中的一种，甚至"三金"联合应用，常常能达到满意的效果。

在治疗过程中，还需要补肾，主要目的是恢复肾脏的排泄功能。补肾阳的常用药有续断、狗脊、附子等，补肾阴的常用药有生地黄、熟地黄、女贞子、墨旱莲等。

如果尿酸结石日久，常常造成肾功能的损伤，治疗起来更加复杂，因此如果因结石出现尿路梗阻导致疼痛，应立即到医院就诊，以免延误病情。

（3）中医对痛风性肾病的治疗

痛风性肾病的治疗比较复杂，因为结石引起的局部壅堵可以造成血液通行不畅，日久则瘀血停聚。而且人体的五脏六腑都需要肾脏先天之精的供养，随着肾脏功能的虚衰，先天之精的消耗，机体五脏六腑失去供养，则会逐步出现五脏六腑的功能失常，出现全身机能紊乱的状态。临床治疗时需要补肾、清热祛湿化石、活血化瘀联合应用。另外，肾脏的功能需要脾、肺的辅助，肾的功能失常，常常牵连脾、肺，所以在痛风性肾病的治疗当中，还需用健运脾胃、补肺行气等法来配合。

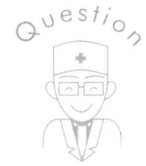

5. 西医如何治疗痛风合并肥胖、冠心病？

（1）痛风合并肥胖

随着生活水平的不断提高，超重、肥胖的患者逐年增加，那么肥胖的标准是什么呢？在我国，当体重指数 ≥ 28kg/m^2 就可以诊断为肥胖。体重指数等于体重除以身高的平方，假如一个人体重 70kg，身高 160cm，那么其体重指数为：$70 \div 1.6^2 = 27.34$（kg/m^2）。当肥胖患者合并痛风时，基本可以肯定他一定存在不良饮食习惯且缺少运动。这一类患者的治疗主要在于饮食及运动的调整。

饮食方面

减少食品和饮料中能量的摄入；减少总摄食

量；避免餐间零食；避免睡前进餐；避免暴饮暴食；能量限制应该考虑到个体化原则，兼顾营养需求、体力活动强度、伴发疾病及原有饮食习惯。蛋白质、碳水化合物和脂肪提供的能量比，应分别占总能量的15%～20%、60%～65%和25%左右。采用饮食日记有助于对每天的食物进行定量估计，同时也有助于促进患者对健康饮食的认知和行为管理。应形成健康的饮食习惯，增加谷物和富含纤维素食物，以及蔬菜、水果的摄取，食用低脂食物，减少高脂食物的摄入。

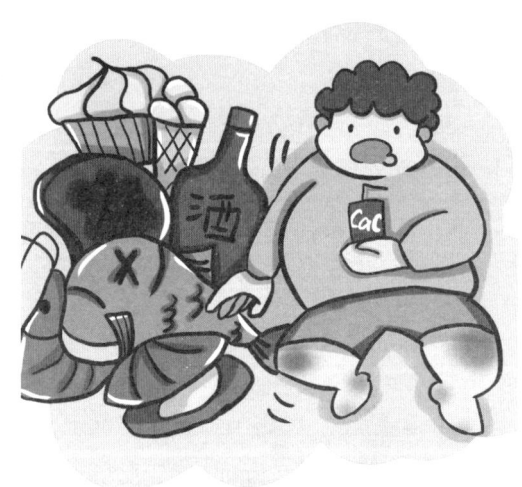

运动方面

应减少久坐的生活方式（如长时间看电视或者使用电脑），增加每天的运动量。制订锻炼方案时要考虑到自己的运动能力和健康状况，本着循序渐进和安全第一的原则。患者可每天进行30～60分钟中等强度的体力活动。但是，当痛风发作引起关节活动不便时，可配合急性痛风发作的治疗，视自我情况适当运动。

（2）痛风合并冠心病

越来越多的证据提示，高尿酸与动脉粥样硬化存在一定的关联性，可增加患心脑血管疾病的风险。研究表明，血尿酸水平每升高 60μmol/L，女性心血管病病死率和缺血性心肌病病死率就会增加 26% 和 30%，女性冠心病的危险性会增加 48%，男性心血管病病死率和缺血性心肌病病死率也会随之增加。对于痛风合并冠心病的患者，如果血尿酸大于 480μmol/L，应该开始降尿酸治疗，以有效预防与其相关的心血管疾病，降低心血管事件的发生率。

在痛风患者的治疗中，非甾体抗炎药是治疗急性痛风性关节炎的首选用药，但是，非甾体抗炎药可以导致水钠潴留及肾功能损害，可能会诱发或加重心力衰竭，所以在急慢性心力衰竭患者合并痛风性关节炎时应在医生指导下使用该类药物。

黄嘌呤氧化酶抑制剂（如别嘌醇、非布司他）除了具有降低尿酸的作用之外，还有改善血管内皮功能、减少氧化应激、调节心肌能量代谢的作用，可以进一步降低心血管事件的危险。这类药物在降尿酸的同时还伴有心血管的获益，可以优先考虑使用。

在冠心病的用药治疗中，有些药物对于尿酸的代谢有一定的影响，有可能会增加痛风性关节炎发作的概率。其中阿司匹林对于尿酸代谢的影响具有剂量的特异性。大剂量的阿司匹林可明显抑制肾小管对尿酸的重吸收，促进尿酸排泄；中等剂量的阿司匹林可抑制肾小管对尿酸的排泄，从而引起血尿酸水平升高；小剂量阿司匹林可轻度升高血尿酸，很多心血管科专家因考虑到小剂量阿司匹林的抗血小板作用可使心脑血管获益，所以对于合并痛风的患者不建议停用，而建议在使用的过程中加强碱化尿液，多饮水，同时监测血尿酸水平。

有些冠心病心力衰竭患者，因长期服用袢利尿剂或合并慢性肾脏病而引起血尿酸升高。长期使用排钾利尿剂（尤其是噻嗪类利尿剂）可降低肾脏尿酸清除率，从而诱发或加重痛风，所以冠心病慢性心力衰竭合并痛风的患者应首选非噻嗪类利尿剂，同时要摄取适量的水分并碱化尿液。另外，噻嗪类利尿剂可能增加别嘌醇的副作用，临床上应注意避免两者同时使用。

高尿酸也是造影剂相关急性肾损伤的独立危险因素，痛风患者接受冠状动脉CT成像或者冠状动脉造影前建议增加饮水量，必要时给予补液，避免使用高渗透性造影剂，并尽量减少造影剂用量。

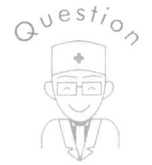

6. 中医如何治疗痛风合并肥胖、冠心病

（1）中医对于痛风合并肥胖、冠心病的认识

中医认为，脾胃有升清降浊的功能，也就是把有用的营养物质输送到身体各部分，把没有用的东西——浊气输送到大肠、膀胱排泄到身体外。长期大量进食，会让脾胃不堪重负，最终导致脾虚，脾胃功能失常。这种失常，会导致清浊不分，甚至浊气内停，形成痰湿。浊气越来越多，则体重逐渐增加，所以中医常说"肥人多痰湿"。心脏因浊气停聚，可出现冠状动脉粥样硬化并逐渐狭窄引起冠心病。中医临床经典著作《医宗必读》认为，脾胃功能失常是肥胖、痛风发病的重要因

素。国医大师路志正教授认为,脾胃功能的损伤是痛风发作的最重要因素,脾虚胃弱,升降失司,水液运化失司聚而成湿,水湿内蕴日久则化热。内外之邪相引,则易诱发痛风发生。

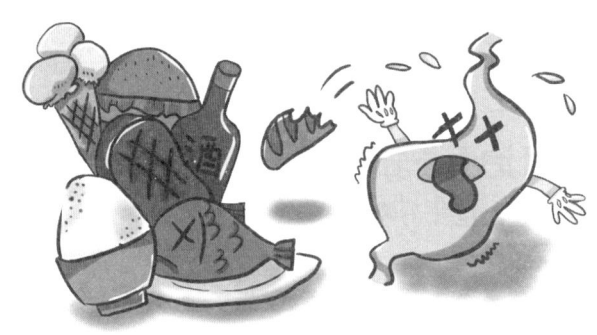

(2)中医对于痛风合并肥胖的治疗

中医治疗痛风合并肥胖的方法较多,无论是内服中药,还是针灸、推拿,均有较好的临床效果。中药治疗以健运脾胃、祛痰化湿为主要辨证法则。痛风合并肥胖跟人体内的浊气停聚有关,所以中医认为"治之以兰,除陈气也"是治疗这类疾病的常用方法。兰,也就是具有芳香气味的中药。《神农本草经》中提出,芳香类中药有很好的祛痰除湿化浊的作用。临床常用荷叶。现代药理研究发现荷叶有很好的降血脂、减肥、抗动脉粥样硬化的作用,药用和食疗均可。

针灸治疗痛风合并肥胖是比较有效的治疗方法,既能有效控制体重,又能治疗痛风性关节炎。患者还可以选择耳针、穴位埋线、配合经络拍打、腹部按摩操等方式,也有较好的疗效。不过上述治疗需要坚持较长时间才能起效,如果三天打鱼两天晒网,那是无法取得好的效果的。

(3)中医对于痛风合并冠心病的治疗

痛风合并冠心病有本虚标实的特点。本虚包括脾虚失运、心阳不足,甚至肾阳虚衰;标实为痰湿内停、瘀血阻滞。如果痛风急性期合并冠心病,则需要重视痛风性关节炎对心脏的影响,注意保护心脏,避免因疼痛的刺激诱发冠心病心绞痛,或者因补充较多的液体造成心脏负担过重出现心绞痛或者心脏功能衰竭等情况。痛风急性期通常辨证为局部湿浊阻滞,郁而化热,或伴有瘀血阻滞、经络气血不通等,但因久病有本虚的特点,所以治疗需要在治标的同时注意固本。痛风缓解期合并冠心病,则需要积极预防痛风反复发作,中药治疗需要依据病情的特点辨证施治。

痛风合并冠心病的运动康复需要量力而行,一方面需考虑心脏对运动的耐受力,另一方面需要考虑关节在运动中可能的损伤情况,所以需要选择一些不需要关节负重过多、心脏负荷不大的运动,比如八段锦、太极拳等。

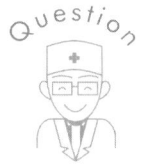

7. 西医如何治疗痛风合并"三高"

"三高"是指高血压、高血糖、高血脂。

(1)痛风合并高血压

痛风是高血压的危险因素。研究表明,高血压跟痛风存在一定的相关性,高血压合并痛风的患者在临床中并不少见。对于高血压合并痛风的患者,饮食上应做到避免高嘌呤食物,避免酗酒、劳累和精神紧张。患者应该做到:①及时控制血压,在家中监测血压,避免血压波动导致的肾脏代谢障碍。②在医生的指导下选用降压药,避免乱用降压药对肾脏产生不良影响。③通过饮食疗法降血压。④合理运动。⑤及时监测尿酸。⑥通过饮食疗法降尿酸。

(2)痛风合并高血糖

糖尿病和痛风同属于代谢系统的疾病。研究表明,痛风与高血糖密切相关,许多调查均发现痛风患者常并发糖尿病。此类患者应做到:①在医生的指导下合理用药。②日常饮食要十分注意糖和嘌呤的摄入量,同时也要注意营养均衡。③及时检查监测血糖和尿酸指标,发现异常及时就医。

(3)痛风合并高血脂

对于痛风合并高血脂的患者,最重要的是体重管理,一定要进行饮食调理。此类患者要做到:①减肥。高尿酸和高血脂往往都发生在肥胖人群中,所以控制体重、预防肥胖是一件很重要的事。减肥就是要控制饮食、加强运动。②注意减少高脂肪、高嘌呤食物的摄入。③不要酗酒。对于痛风伴有高血脂的人来说,酗酒不但会导致症状加重,还可能诱发心脑血管疾病。

痛风与"三高"密切相关,在控制"三高"的同时应注意监测血尿酸水平。在治疗痛风时,应控制体重,调节血压、血糖、血脂。

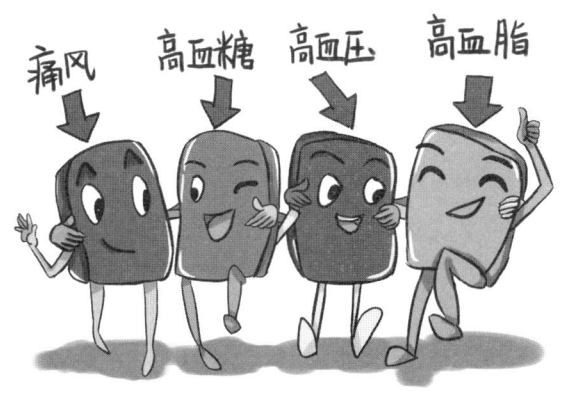

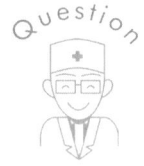

8. 中医如何治疗痛风合并"三高"

（1）中医对痛风合并"三高"的认识

中医认为，饮食不节制，可导致脾胃功能失常，引起积食、油脂、痰湿等停聚在体内，阻滞脉道，导致气血生理功能出现异常，扰乱五脏六腑的功能，久而久之，则出现一系列的病态：高尿酸血症甚至痛风，高血糖，高血脂，高血压，肥胖，脂肪肝，等等。随着病情的进展，如果痰湿在体内停聚时间过长，五脏六腑功能失常的状态无法调整，则会出现系列并发症，如中风、冠心病、糖尿病等。

(2)中医对痛风合并"三高"的治疗

中医调理脾胃的大家——金元时期的李东垣提出"百病皆由脾胃衰而生也",他认为在疾病的治疗过程当中,当注重调理脾胃。痛风和"三高"有一个相同的病因——饮食不节制,饮食过多。其发病的根本是脾胃功能失常,导致痰湿内停,所以要以健运脾胃、化痰祛湿作为最基本的治疗法则。

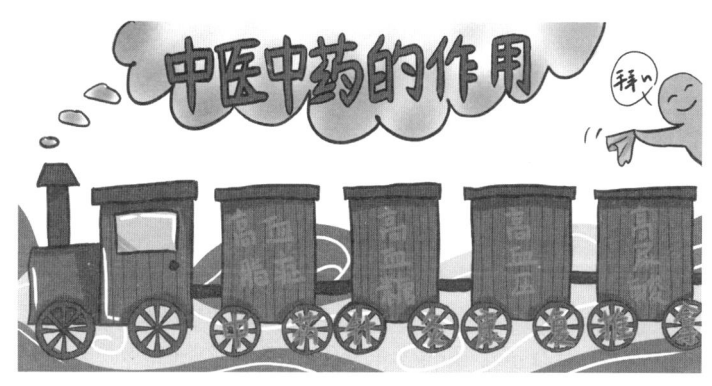

中药治疗同样适用"治之以兰,除陈气也"。痰湿容易黏滞,容易阻碍人体气血运行,气机的运行失常,容易导致病情加重,芳香类药物既能宣化湿浊,还能行气、增强脾胃的运化功能,帮助人体气机运行。国医大师路志正教授治疗痰湿时就是从脾胃入手,健运脾胃,则水湿得化,常用方剂如防己黄芪汤、三仁汤、藿朴夏苓汤、平胃散等。脾虚湿盛、漫肿困重者,重用黄芪、苍术、薏苡仁,可加萆薢、木瓜、蚕沙等;中焦湿阻、脘闷纳呆者,加藿香、苏梗、荷梗以芳香理气化湿。

但是痰湿的停聚,不单纯是因为脾胃功能的失常,常常还因为肾脏、肺脏的功能失常。中医认为肾是人体先天之本,肾阳是人体一身阳气的根本，人体的营养物质、水液代谢与肾的生理功能息息相关。如果肾阳不足，对水液的蒸腾不够，则水气无法正常蒸腾，就会出现水液停聚的情况，所以温肾阳才能很好地化水湿——也就是去浊气。肺在人体的上部，通过呼吸功能完成人体气机的交换，同时协助脾胃将人体的水液、营养物质输送到各个脏腑。如果肺功能失常，同样会出现水液的停聚。痛风合并高血压、高血脂、高血糖等疾病时，肺的功能也常常受到影响，所以很多患者会出现呼吸睡眠暂停综合征，这跟肺对水液的代谢失常有关，所以调节肺气、恢复肺的功能，也是治疗痰湿非常重要的一部分。路志正教授在治疗慢性痛风过程中，除调补脾胃、以后天补先天之外，也非常重视对肾脏的补益，常辨证施用补益肾气、固精填髓、强筋健骨等法，方选六味地黄丸、金匮肾气丸、独活寄生汤等加减化裁。

　　针灸、推拿对于痛风合并"三高"也有很好的疗效。现代研究发现，腹部推拿可加速腹部的血液循环，促进腹部小动脉的血流，扩大血流量，使血流畅通，从而使高血压患者动脉痉挛、动脉粥样硬化的现象得到缓解；腹部推拿还可以促进胃肠道的蠕动，帮助消化，避免浊气在体内停留，减少高血糖、高血脂的发病；最重要的是腹部有很多穴位，通过按压腹部穴位，可起到健运脾胃、祛痰化湿、行气活血的作用。熏蒸治疗可以促进肺的宣发、肃降功能，脾胃的运化功能，肾的温煦功能，对痰湿停聚有非常好的治疗作用，但合并心脏病的患者不宜采用，以免治疗过程中心脏血流速度加快，导致病情加重。

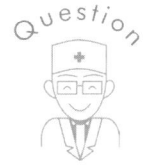

9. 痛风性关节炎出现严重关节病变时该如何治疗？

痛风性关节炎是由于尿酸盐结晶沉积引起的炎症反应，尿酸盐结晶在人体内经过一系列的反应后堆积形成异物结节，即痛风石。痛风石最常见于耳轮，亦多见于足趾的第一跖趾关节，以及指、腕、肘及膝关节等处，严重者可导致关节活动受限，影响日常生活。

痛风石是痛风的晚期表现，治疗也更为困难。对于痛风性关节炎的患者，在急性期常规予非甾体类抗炎药、秋水仙碱、糖皮质激素等治疗。在慢性期，主要还是靠改变生活方式。对于病程较长，痛风石严重影响关节的活动度，导致关节损害、关节活动障碍者，可寻求手术治疗。手术切除进展中的痛风石,可防止骨和软组织的进一步破坏,保留和改善关节功能。

目前常见的手术方式有传统手术及关节镜手术。对于晚期患者,控制急性症状后,应采用手术治疗,同时辅以必要的内科治疗,这样较单纯的内科治疗效果更好。

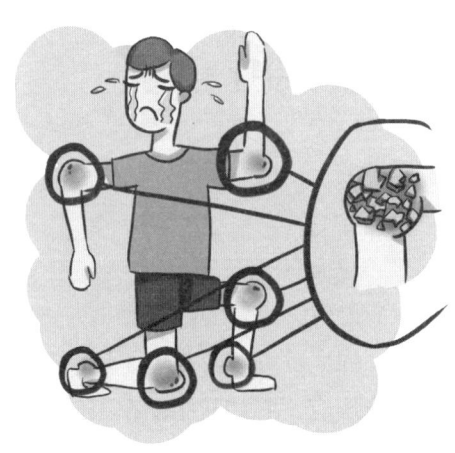

随着微创技术的发展,应用关节镜诊断与治疗膝关节和肩关节等大关节痛风石取得了较好效果。关节镜能直接提供良好的关节内视野,准确评估关节内痛风石的病变程度,因此关节镜技术为微创外科治疗急性痛风性关节炎提供了可能。

关节镜下微创手术有以下优势:①可明确诊断;②可于关节内彻底清除滑膜病灶;③术后疗效确切,可减少患者痛苦;④早期治疗可减轻关节软骨破坏,防止关节软骨的进一步损伤;⑤相对于传统开放手术创伤较小,并发症少。

关节镜微创手术治疗痛风性关节炎的缺点是对于手足小关节及关节间隙较小的大关节难以操作，另外关节镜手术过程仍会对滑膜、肌腱等造成一定损伤，同时面临着难以清除干净关节内痛风石的问题。

手术治疗虽能清除局部痛风结晶、降低体内尿酸总量，然而并不能有效降低痛风复发率，更不能根治痛风，而且手术属于有创操作，难以避免损伤局部软组织。严重的患者术后关节功能恢复有限，甚至术后可出现伤口愈合不良或感染等并发症。

对于关节严重破坏的患者，若关节活动受限而导致的残疾状态影响生活质量，尤其是病变发生在膝关节、第一跖趾关节，可考虑行人工关节置换手术，以改善患者的生活质量。

对于痛风患者来说，最重要的是改善日常生活习惯，降低血尿酸水平，使其维持在正常值以下。

第四部分
痛风的日常调理

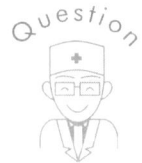

1. 青少年痛风患者有什么特点

国内外诸多资料显示痛风多发于中老年人,因此以前痛风被认为是一种中老年病。年轻人生理功能活跃,体内的尿酸分解酶充足,尿酸不易沉积,故不易发生痛风。但近年来,青少年痛风患者越来越多,痛风呈明显年轻化趋势。这是现代年轻人不良的生活方式导致的。青少年痛风患者大都具有以下特征。

(1) 缺乏运动

首先,21世纪是信息化、网络化时代,现今的青少年在生活、学习、工作中离不开智能手机和电脑,很多青少年习惯了网络交流,外出活动减少。其次，随着社会的进步和国民知识水平的提高，现今年轻人从事脑力劳动者居多，从事体力劳动者减少，因此这个群体在工作时以长期伏案为主，活动量很少。最后，现代年轻人工作、学习压力大，常常加班加点，没有时间和精力去锻炼身体。上述原因导致年轻群体的身体活力逐渐下降，机体代谢能力变差，易患各种代谢性疾病，痛风就是其中典型的一种。

（2）饮食结构不健康

如今生活节奏越来越快，很多年轻人迫于生活、工作的压力不能规律饮食，快餐与外卖是便捷的日常选择，而各种火锅、麻辣烫、酸菜鱼、炸鸡等重口味饮食刺激着年轻人的味蕾，深受他们的欢迎，故年轻人与传统健康饮食文化渐行渐远。年轻人不健康的饮食结构集中表现为肉食摄入过多，富含纤维素和维生素的果蔬摄入不足。而肉食比果蔬含有更高的嘌呤，会导致人体内尿酸生成过多，因此，痛风自然不请自来。

（3）饮水少，但饮料摄入过多

如今满大街都是奶茶店、便利店、咖啡店等，导致年轻一代摄入了过多的高糖饮料和碳酸饮料，而水的摄入却大大减少。此外，如今青少年面临着巨大的工作、学习压力，因此通常不能形成规律的排尿和饮水习惯。高糖饮料和碳酸饮料摄入过多，导致尿酸生成增多，饮水不足、憋尿导致尿酸的排泄减少，这些都是导致痛风的原因。

（4）过量饮酒

年轻人是酒精饮料的高消费人群，酒精能使尿酸生成增多，并减少尿酸的排出，促使尿酸盐析出晶体。如果喝酒的同时吃海鲜等高嘌呤食物，就可能导致痛风急性发作。

(5) 肥胖

生活富裕，饮食不健康，又缺少足够的体育锻炼，导致现代青少年中肥胖者越来越多。研究结果证实，血尿酸水平与体重指数成正相关。肥胖不仅是痛风的风险因素，也是痛风年轻化的高危因素。

(6) 熬夜

不管是因为工作、学习压力大，还是因为"年轻任性"，结果都是青少年作息普遍不规律，熬夜成了青少年挥霍青春的方式。熬夜引起的疲劳可使人体自主神经调节紊乱，致使尿酸排泄减少。长期的精神紧张、习惯性的熬夜、累积的过度疲劳，就有可能诱发痛风。

(7) 忽视关节旧患，对病情不重视

青少年健康意识薄弱，很少会主动进行健康体检，所以即使出现高尿酸血症也不知道，甚至明知自己患有痛风，也不以为然，缺乏对疾病的认知和对病情的足够重视。

青少年经常会因打篮球、踢足球等造成关节损伤，伤后也不注意保护关节，不注意保暖，且常年居于空调房内，导致关节容易受凉、局部经络不通，而痛风性关节炎又喜欢在有旧患的关节上发病，因此关节有旧患的青少年就容易出现痛风。

可见加强运动锻炼、维持理想体重、养成良好的饮食习惯和作息规律、保持心情愉悦、避免精神紧张是有效预防痛风和遏制

痛风年轻化的重要举措。

　　青少年痛风患者需要改变不良的饮食习惯，少吃海鲜、动物内脏等富含嘌呤的食物，严格禁酒，多吃新鲜的蔬菜和水果等食物，养成多饮水并定时排尿的习惯，把业余时间花在运动上而不是用在打游戏上。如果通过积极的运动锻炼和严格的饮食调节，高尿酸症状仍控制不理想，则应在医生的指导下合理进行药物治疗。

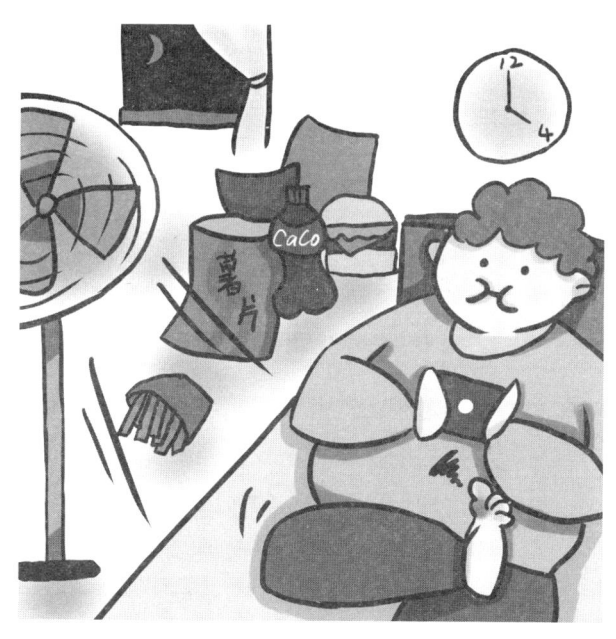

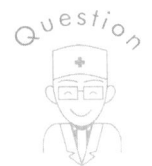

2. 老年人患痛风怎么办

(1) 老年痛风患者的治疗难点

对疾病的认识程度低

老年人受自身文化水平、生活环境的影响，对疾病的认识程度较年轻患者低，容易步入痛风防治的误区。常见的误区如将荤菜简单地与高嘌呤食物等同，因害怕痛风发作而选择素食，导致蛋白摄入不足。不少荤菜确实含有大量嘌呤，如动物内脏、肉汤、大多数鱼类等，但是牛奶、蛋类却是低嘌呤食物，痛风患者完全可以吃。值得一提的是，肉汤和肉相比，嘌呤量更高，病情较轻者不能喝肉汤但可弃汤吃肉。

依从性低

老年痛风患者与年轻患者相比依从性偏低,主要原因可归为以下三点:对疾病认识程度低,害怕药物的毒副作用;长期形成的生活习惯难以改变;过于相信自我生活经验,而不愿采纳医生的意见。

存在不同程度的肾功能损伤

大部分老年痛风患者存在不同程度的肾功能损伤。可能与年龄相关,年纪越大,肾功能越差;也可能与患者合并多种慢性疾病相关,如合并高血压、糖尿病,血压、血糖长期控制不良,会加速肾功能的损伤。另外,患多种疾病的老年人必然要使用多种药物治疗,吃药过多也可能造成肾功能降低。

常合并多种代谢性疾病

老年人的身体机能随着年龄的增长而逐渐衰退,老年痛风患

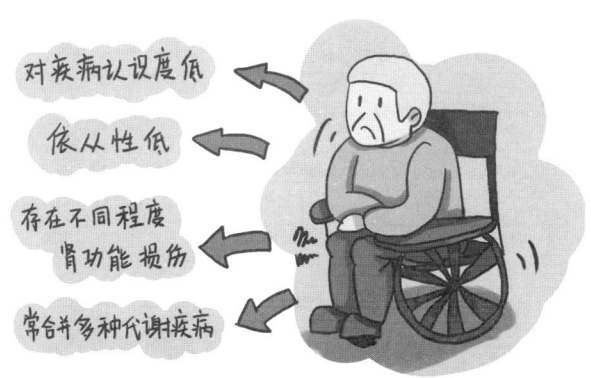

者常常合并多种代谢性疾病如糖尿病、高脂血症、高血压等，这些都会加大痛风日常调护的难度。

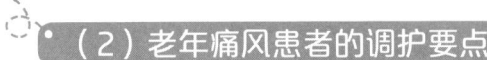（2）老年痛风患者的调护要点

联合家属，加强对痛风知识的普及

对于老年痛风患者，家属的陪伴与支持十分重要，而且年轻家属对知识的获取渠道广、理解能力强，对痛风知识的掌握优于老年人。家属的讲解可增加患者的信任度，增加患者的依从性。

正确认识药物的毒副作用

老年人常常因为药物对肝肾功能存在影响而不愿意服药。其实此时应该权衡利弊，是服药引起的肝肾功能损害后果比较严重，还是不服药，任由疾病发展对的身体造成损害的后果比较严重？答案是后者。长期的高尿酸也会引起肾功能损害，而且目前的研究发现高尿酸也是糖尿病、高血压等发生的危险因素。因此，患了痛风而不治疗会导致严重的后果。

尽量选择副作用小的药物

目前使用的降尿酸药物中，别嘌醇、苯溴马隆、非布司他等对肝肾功能无不良影响，可以选用。但若患者本身已存在肾功能损害，则建议选择非布司他，并且在服药期间定期监测肝肾功能。若肾功能不正常或有肾结石时，应注意从小剂量开始用药，同时在餐前口服碳酸氢钠以碱化尿液，促进尿酸的排泄。

在痛风性关节炎急性期使用的非甾体抗炎药，如消炎痛、双氯芬酸钠、西乐葆等，老年患者在服用时需要注意保护胃肠黏膜，

可配合护胃的药物一起服用。对于秋水仙碱,因其副作用较大,一般不建议老年患者使用。由于老年人的机体抵抗力较差,因此要慎用糖皮质激素进行治疗。

重视缓解期的综合调护,以减少复发

痛风的急性期重在治标,以缓解疼痛、对症治疗为主;痛风的缓解期重在治本,以积极保持血尿酸在正常范围为主。老年患者常常不重视缓解期的调护,认为缓解期不需服用药物。其实在缓解期除了要积极采取饮食、运动的调护措施,必要时还需配合降尿酸的药物治疗,以减少和避免痛风的复发。

(3)老年人在家遇痛风急性发作时的紧急处理

痛风急性发作时,患者应卧床休息,尽量减少下地活动,并可适当固定患病关节,冷敷局部,抬高患肢,避免过劳和过度紧张,少发怒,忌悲伤。若平时未服用降尿酸药物,急性期不应加服,待缓解期时再开始服用。若平时已服用降尿酸药物,则急性期不应该停用。若症状持续不能缓解,应及时就诊。

(4)老年痛风患者的饮食调护

◎选择嘌呤含量低的食材,不食高嘌呤食物,急性期每天嘌呤摄取量不超过120mg,每周不超过1000mg。缓解期每日嘌呤摄取量不超过300mg,每周不超过2000mg。

◎多饮水,日均饮水2000~3000mL,保持每日尿量不少于2000mL。但若老年人合并心肾功能不全的,要"视出而入",在保证有小便的情况下,逐步增加饮水量,使每日的饮水量略少于小便量,以免增加肾脏及心脏的负担。

◎对于合并多种代谢性疾病的老年痛风患者，在饮食控制上要更为严格，例如合并糖尿病的需要低糖饮食，合并高血压的需要低盐饮食。

（5）老年痛风患者的运动调护

老年痛风患者的运动一定要量力而为，可选择轻松缓和的有氧运动如散步、太极拳等，避免剧烈运动。运动中要注意防寒保暖，防止关节过度、过多地活动。

保护关节的技巧：①某项运动后如果关节疼痛超过1~2小时，应暂时停止此项运动；②能用肩部负重不用手提，能用手臂不用手指；③交替完成轻重不同的工作，不要长时间持续进行负重的工作；④经常改变姿势，保持关节舒适，若局部有温热和肿胀感，则该部位应尽可能避免活动。

（6）老年痛风患者的起居调护

养成良好的生活习惯，生活起居要有规律，注意劳逸结合，按时作息，不宜熬夜。保持平和心态，如多看书学习、听音乐等可以减轻压力，开阔眼界和思维，保持心情舒畅，树立战胜痛风的信心。

（7）老年痛风患者的家属可以做什么？

共同践行健康的生活习惯

在督促患者形成良好生活习惯的同时，家属也应共同形成。痛风是生活方式病，常在拥有共同生活方式的家族中聚集出现，因此痛风患者的家属也常存在高尿酸血症。若家属能与患者共同改变不良生活习惯,则不仅是对患者的陪伴与支持,而且也可预防自身患痛风。

学会简单的痛风急性发作处理措施

患者在痛风急性发作时常常因生理的痛楚而手忙脚乱、不知所措,此时若家属懂得简单的处理方法,可缓解患者的痛楚,并大大减轻患者的心理负担。

学会倾听与陪伴

痛风性关节炎常常突然发作,并引起剧烈的疼痛,且会反复发作,引起关节畸形,以至影响日常生活,使老年痛风患者心烦意乱,疑虑重重,情绪易激动。这时候来自家人的理解和支持对患者树立对抗疾病的信心至关重要。患者家属要学会倾听,时常陪伴在患者身边以排解患者的孤独和痛苦。

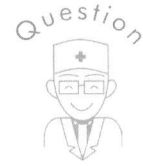

Question

3. 痛风患者怎样合理搭配日常饮食？如何控制嘌呤的摄入

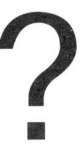

随着生活水平的提高，我国居民的饮食结构呈现出典型的"三高一低"模式——高能量、高脂肪、高蛋白、低膳食纤维，饮食结构的不合理是诱发痛风的主要因素。

对于痛风患者而言，要很好地控制高尿酸，关键是要合理搭配日常饮食，以低嘌呤、低脂肪、低热量、大量饮水（三低一大）为膳食方案。

（1）限制嘌呤摄取量

一般人每日嘌呤的摄入量为600～1000mg。在痛风急性期，每日嘌呤的摄入量应控制在150mg以内。常见的低嘌呤食物、中嘌呤食物和高嘌呤食物如下。

低嘌呤食物

主食：主要包括谷薯类及其制品，如大米、糯米、米粉、小米、薏米、馒头、面条、面包、大麦、荞麦、高粱、马铃薯、山芋、红薯等。

奶制品：牛奶、酸奶、奶酪、奶粉、炼乳等。

蛋类：鸡蛋、鸭蛋、鹅蛋、皮蛋等。

蔬菜类：大部分蔬菜属低嘌呤食物，其中空心菜、茼蒿、小油菜、芹菜等不仅嘌呤含量低，而且营养价值较高，是痛风患者理想的食物选择。

水果类：水果均属低嘌呤食物，直接食用或鲜榨果汁服用均可作为痛风患者理想的食物来源。其中，痛风伴肾结石患者可以饮用西瓜汁、梨汁、橙汁等，在防止尿酸结晶的同时还有利于结石排出。

饮品：白开水、弱碱性水、矿泉水、苏打水、茶水、蜂蜜水等。

坚果类：葵花子、杏仁、核桃、花生、开心果、腰果、板栗等。

中嘌呤食物

粗粮：麸皮、胚芽等。

豆类及豆制品：黄豆、绿豆、青豆、豌豆、红豆、黑豆、四季豆、鲜豌豆、豆腐干、腐竹、豆腐皮等。

肉类：猪肉、牛肉、羊肉等畜肉，鸡肉、鸭肉、鹅肉等禽肉，兔肉等。

水产类：鲫鱼、草鱼、鲤鱼、鳝鱼、虾、螃蟹、螺、鳕鱼等。

菌笋类及其他食物：蘑菇、香菇、芦笋、冬笋、海带、紫菜等。

饮品：各种含酒精饮品，尤其是啤酒。

高嘌呤食物

动物内脏及脑组织：猪、牛、羊等的心、肝、肾、猪脑、羊脑等。
水产类：带鱼、鲇鱼、鲱鱼、牡蛎、沙丁鱼、凤尾鱼、鲢鱼等。
肉汤：浓肉汁、鸡汤、鱼汤、火锅汤等。
其他类：酵母粉。

低嘌呤食物是痛风患者较为理想的食物选择，尤其在痛风急性期。而在缓解期，中嘌呤食物可适量选用，如肉类每日摄入量不宜超过100g，同时应避免在一餐中食用过多。痛风患者不论在急性期还是在缓解期，均应禁食高嘌呤食物。

（2）限制热量摄入，维持理想体重

限制每日摄入总热量是预防痛风发作及防治相关合并症如高血糖、高血压和高血脂等的第一膳食要务。总热量通常不超过每日105～126kJ/kg。若要达到减重的目的，则每日总热量还需要减少，并与实际活动消耗保持平衡，使体重逐步达到理想状态。较安全的体重减轻速度是每周减轻0.5～1kg。

（3）合理分配三大营养素，低脂饮食

三大营养素的分配原则是：高碳水化合物，中等量蛋白质，低脂肪。

碳水化合物：包括米面、蔬菜和水果，应占总热量的55%～60%。这也符合国人的饮食习惯，如此，可以减少脂肪分解产生酮体，有利于尿酸盐排泄。但应尽量少食蔗糖和甜菜。

蛋白质：应占总热量的11%～15%，通常每日摄入量为每

千克体重 0.8～1.0g。以优质蛋白如牛奶、奶酪、脱脂奶粉和蛋类为主。

脂肪：总热量的其余部分以脂类补充，通常摄入量为每日 40～50g。由于脂肪氧化产生的热量约为碳水化合物或蛋白质的 2 倍，因此要减重的患者无疑应该限制摄入量。

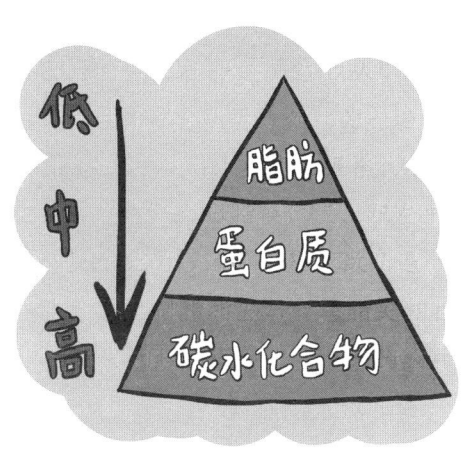

（4）多食用蔬菜、水果

痛风患者应多食维生素、矿物质及膳食纤维含量较高的蔬菜和水果，以补充营养、促进尿酸排泄、降低血尿酸浓度、减轻关节疼痛。此外，海带、紫菜等海藻类食物，以及甘薯、马铃薯等薯类作物也是痛风患者的良好食物来源。

（5）摄入充足水分

痛风患者应保证每日摄入充足的水分，足量的水分可以稀释血液，阻止尿酸结晶，促进尿酸溶解，有利于尿酸通过肾脏排泄。痛风患者每日饮水量应多于 2000mL。饮水方式应坚持少量多次。

痛风伴肾结石患者每日饮水应达到3000mL以上。

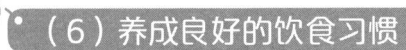

（6）养成良好的饮食习惯

痛风患者应做到每餐定时定量，七八分饱，不暴饮暴食，保证饮食清淡适口，少用刺激性的调味品。

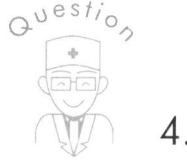

4. 为什么痛风患者要多喝水

饮水疗法应贯穿痛风治疗的全过程。痛风患者多喝水有利于尿酸的排泄，降低血尿酸浓度。足量饮水还可降低血液黏稠度，对预防痛风并发症（如心脑血管病）有一定好处。饮水疗法具体包含以下几个方面。

（1）饮水时间

不要在饭前半小时和饭后大量饮水，以免冲淡消化液和胃酸，影响食欲和消化功能。饮水的最佳时间是在两餐之间及晚上和晨起时。晚上指晚餐后 45 分钟至睡前这一段时间。晨起是指起床后至早餐前 30 分钟。

（2）饮水量

每日饮水量一般在 2000～3000mL，最好均匀饮水，每小时饮水 1 杯（约 250mL），同时保持每日尿量在 2000mL 以上。充足的尿量能够保持尿液酸碱度，预防尿液过酸使尿酸盐在肾内结晶，从而保护肾功能。

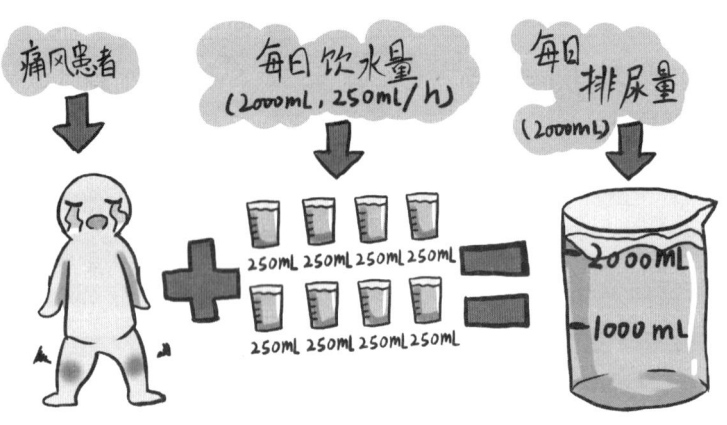

需要注意的是，合并严重心功能不全、严重肾功能不全且有明显浮肿的痛风患者不宜多饮水，应在医生指导下适量饮用。

（3）饮水种类

因尿液呈碱性时尿酸容易排出，故需正确选择水的种类，以白开水为主，亦可选用矿泉水、苏打水等。

（4）饮水温度

饮温水比饮冷水效果更佳。温开水可加速人体的水液代谢，从而促进尿酸的排泄。

(5) 饮水习惯

一般人的习惯是感觉口渴才饮水,痛风患者应主动饮水,不能等口渴了才饮水,因为口渴明显表明体内已处于缺水状态,此时饮水对促进尿酸排泄的效果较差。所以,要养成良好的饮水习惯,一般情况下每次 100~150mL,每隔 30 分钟 1 次。切忌暴饮。

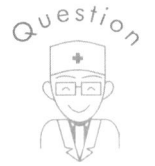

5. 痛风患者可以喝茶吗

答案是肯定的，痛风患者可以喝茶，但切忌喝浓茶。茶叶中含有大量茶多酚、咖啡碱，适量饮用淡茶水有利于尿酸的排泄，有益于痛风患者。同时，茶叶本身含有多种维生素，并具有兴奋、利尿、降血脂、降血糖等功效。通常"浓茶"是指头泡茶每克茶叶用水量少于50mL的茶水。茶叶中含有的咖啡碱具有兴奋神经中枢的作用，浓茶中的咖啡碱含量高，兴奋神经中枢的作用强，有诱发痛风急性发作的风险。

因茶含有鞣酸，易和食物中的铁或某些蛋白质相结合，形成不溶性沉淀物，影响铁及蛋白质的吸收，所以如果餐后立即饮茶，会影响营养物质的吸收，易造成缺铁性贫血等。较好的方法是餐后1小时开始饮茶，且以淡茶为宜。

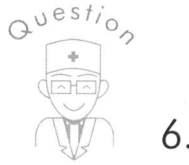

6. 痛风患者可以饮酒吗

答案是否定的,痛风患者不能饮酒,而且不单是啤酒,凡含酒精的饮品都要慎用。酒精会造成人体内乳酸堆积,而乳酸和尿酸从肾脏排出时会有竞争,乳酸增多就会减少尿酸排出,导致血尿酸升高,从而诱发痛风。因此痛风患者最好禁酒。研究显示,每日饮用酒精 10 ~ 14.9g(300 ~ 500mL 啤酒),就可使痛风急性发作的风险增加 32%。随着摄入酒精量的增加,痛风发作的风险呈直线上升趋势。

另外,饮酒引发的痛风风险因酒的种类不同而不同。其中,啤酒中的嘌呤含量不高,仅为 5 ~ 10mg/100mL,但是在各种酒中,啤酒引起痛风的危险性却最大,这是因为人体对啤酒中所含的鸟嘌呤核苷酸的吸收率极高,容易导致血尿酸水平升高。

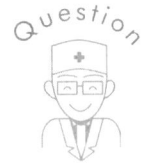

7. 痛风患者可以喝咖啡吗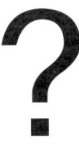

研究表明，咖啡中除咖啡碱可抑制黄嘌呤氧化酶外，其含有的绿原酸也可作为强抗氧化剂而降低尿酸水平，且这种效应随着咖啡的摄入量增加而增强。因此，痛风患者可以喝淡咖啡，但不适宜喝浓咖啡，因为大量的咖啡碱刺激神经中枢后容易诱发痛风。而且人们在喝咖啡时常常加入糖、奶调味，容易导致热量摄入过多，使体重增加，而肥胖也是痛风的帮凶。对于老年人，咖啡还容易导致骨质疏松。因此，喝咖啡时要权衡利弊，不可盲目跟风。

喝咖啡最好在用过早餐或午餐后，因为这个时候喝咖啡可以促进肠胃的蠕动，帮助消化、分解吃下去的高热量、高脂食物。而空腹喝咖啡会对肠胃造成刺激。有胃病的人，一般医生都会叮嘱刺激性食物不要吃，包括酒、辣椒、咖啡、茶、碳酸饮料。咖啡之所以名列其中，就是因其所含的成分单宁酸会刺激胃酸分泌。另外，最好不要在晚餐后喝咖啡，以免对睡眠造成影响。

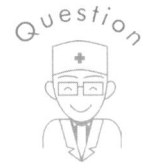

Question

8. 调理痛风的药膳、药茶有哪些

人们常说病从口入,高尿酸血症和痛风很大程度上是吃出来的疾病。但是通过日常饮食同样可以治病防病,例如食用一些有降低血尿酸作用的药膳,常能起到调理和辅助治疗高尿酸血症和痛风的效果。此外,痛风患者也可采用一些具有清热、利湿、通络作用的中药煎汤代茶饮用,以补充水分,促进尿酸的排泄。

(1) 药膳

百合莲子枸杞粥

原料:鲜百合 50g(干品 20g),鲜莲子 40g(干品12g)、枸杞子10g、小米100g、冰糖30g。

做法：鲜百合、鲜莲子洗净沥水（干百合用刀背碾成粉状，干莲子提前用温水泡软），枸杞子用温水稍泡，小米淘洗干净。锅中放适量水，加入小米、百合烧开，再放入莲子，改用小火煮至熟烂，再放入枸杞子、冰糖，稍煮即成。

服法：每日早、晚佐餐温热食用。

功效：此粥有补脾养胃、补肾固涩、补虚损、强筋骨、固精气的功效。其中百合含有丰富的生物碱，能减少尿酸盐的沉积，促进尿酸的排泄。

赤小豆冬瓜红枣粥

原料：赤小豆60g，冬瓜（带皮）500g，红枣五六颗，大葱30g。

做法：将赤小豆用水泡软，冬瓜洗净切片，大葱洗净切碎。先用少许油将葱花爆香，然后将冬瓜片倒入略炒，再放入赤小豆和红枣，加适量水，中火煮至赤小豆烂熟，调味即成。

服法：早、晚温热服食，每日1剂。

功效：《本草经疏》说赤小豆有利小便、消水肿、和血解毒之功效，可促使有毒物质及多余之水分排出体外。冬瓜有清热解毒、利尿通淋、除烦止渴、祛湿解暑的功效。

栗子丝瓜玉米汤

原料：鲜栗子100g，丝瓜250g，鲜嫩玉米80g，白糖适量。

做法：将栗子用刀切开，剥去外壳，把栗子肉切成小丁；丝瓜洗净切成片；鲜嫩玉米淘净放入锅内（老玉米要捣碎，用水泡软），加水适量，大火烧沸后放入栗子丁及玉米，改小火煮至玉米烂熟，再加入丝瓜片及白糖，继续煮一两分钟即成。

服法：每日早、晚佐餐温热食用。

功效：栗子素有"肾之果"之称，可补肾益气、强筋健骨、健脾益胃、养护肾脏，降低血尿酸水平。丝瓜有清热解毒、利尿消肿、活血通络的功效。玉米有调中开胃、益肺宁心、清湿热、利肝胆等作用。此汤可促进尿酸排泄，提高人体代谢尿酸的效率，适用于尿酸高、肾虚腰痛、腰腿酸软、小便不利等症。

荷叶薏仁绿豆粥

原料：鲜荷叶60g（干品20g），薏苡仁30g，绿豆50g，黑豆30g，白糖30g。

做法：将薏苡仁、绿豆、黑豆加水浸泡3个小时左右，荷叶洗净切碎放入砂锅内，加水煎2次，将2次药液同薏苡仁、绿豆、黑豆熬煮1个小时左右，加入白糖调味（亦可不加）即成。

服法：每日早、晚佐餐温热服食。

功效：荷叶有清热解暑、平肝降脂、散瘀血、消水肿的功效，能降压、降脂，有利于尿酸排泄。薏苡仁有清热排毒、利水消肿、健脾祛湿、利小便的作用。绿豆可清热解毒，调和五脏，利小便，止烦渴。黑豆是补肾佳品，能通过强化肾脏功能使尿酸顺利排泄。

芹菜番茄拌黄瓜

原料：芹菜100g，番茄1个，黄瓜1根，蜂蜜适量。

做法：将芹菜洗净切小段，放入沸水中灼烫2分钟左右，捞出沥水，番茄洗净切小块，黄瓜洗净切粗条，共置盘中，倒入少许蜂蜜，调拌均匀即成。

服法：可佐餐食用，或当零食、夜宵亦可，每日1~2次。

功效：芹菜有很强的利尿作用，素有"天然利尿剂"之美誉，可益肾健脾、润肠通便，促进尿酸排出。同时，芹菜富含钾和食物纤维，有降血压、降血脂、降血糖的作用。番茄能碱化尿液，且有净化血液的作用，有助于排出血液中的尿酸。黄瓜有解毒、清热利尿的功效，对高尿酸血症的预防和治疗有一定的辅助作用。

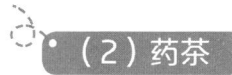

玉米须茶

制法：玉米须洗净、晒干，切碎备用，每次取 20g，用沸水冲泡或水煎，代茶饮。

功效：清热利水。玉米须甘淡而平，有利水消肿之功。药理研究证明，玉米须有利尿、降血压、促进胆汁分泌、促进尿酸排泄及降血糖等多种作用。

茵陈茶

制法：茵陈切碎备用，每次取 10g，用沸水冲泡或水煎代茶饮。

功效：清热利湿，利胆退黄。茵陈味苦性寒，功能清利湿热，可治疗痛风性关节炎急性发作之红肿热痛。根据现代药理研究，本品有利胆作用，能增加胆汁分泌，并可解热、抑菌、降血压、降血脂等。

菊花山楂茶

制法：取菊花 15g，生山楂 20g。把菊花和生山楂用清水洗干净，取出，然后放入一玻璃杯中，加入开水冲泡，10 分钟左右即可服用。

功效：健脾消食，清热降脂。菊花可以清风热，生山楂善于帮助脾胃消化肉食，因此特别适合痛风且爱吃肉的人。

绿豆玉米须茶

制法：取绿豆20g，玉米须50g。将绿豆炒熟，加入玉米须及适量清水，大火煎煮代茶饮。每日服用3次。

功效：清热利尿。适合痛风急性发作的人服用，可以帮助止痛，改善症状。

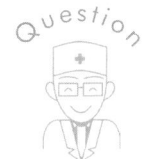

9. 痛风患者应如何合理运动

缺乏运动是现代人发生痛风的主要病因，因此运动是痛风患者不可缺少的治疗方法之一。

（1）运动对于痛风患者的作用

维持理想体重

肥胖型痛风患者在饮食治疗的基础上进行医疗体育或定时做些体力活动，是矫正肥胖、控制痛风的重要方法。对于体重正常者，进行体育锻炼也是维持体重的重要方法。

降低血尿酸和血糖水平

运动可加速肌肉和组织对糖、脂肪、蛋白质

的利用，从而降低血尿酸及血糖水平，同时减少血尿酸的生成。痛风患者在运动后，一般健康状况会有所改善，对口服降尿酸药的需要量也随之减少。

(2) 痛风患者的运动注意事项

运动前做好充足准备

◎检查血尿酸、肾功能、血糖、心肺功能、心电图、血压及眼底等，以了解自己的身体状态，如果没有严重的心、肺、肾功能障碍或眼底出血等病史，就可以参加体育锻炼。

◎运动前应穿上合适的衣服和鞋子，防止身体暴晒、中暑或着凉。气候寒冷时，应穿薄的多层衣服。多层衣服比单层衣服具有较强的保暖性能，而且在感到热时可随时脱下外层衣服。注意患病关节不能受凉。气候炎热时，可穿些棉织品，以利于吸收汗水。

◎运动地点以树木多、安静清洁、阳光柔和的地方最为合适，如公园、田野、河畔、山边、湖旁等。

运动项目的选择因人而异

痛风患者应根据自身状况选择合适的运动项目。骑自行车是不错的选择，骑自行车时以肌肉受力为主，关节受力较小。慢速短程小跑、八段锦、太极拳、气功、广播操、快步走、乒乓球等项目也适合痛风患者。其中八段锦、太极拳属中医传统导引疗法，适量的导引锻炼有助于减缓痛风导致的关节疼痛，延缓痛风病情发展。

当痛风急性发作时，活动患病关节只能加重患者痛苦，故此时应禁止患病关节活动，但患者仍可活动其他不疼痛的关节，以增加全身血液流速,增加患肢供血,促进疾病的恢复。进入缓解期时,患者可视关节情况进行运动,不可勉强活动。

运动的强度循序渐进

痛风患者进行运动,应先从短时间的轻微活动开始,随着体质的增强,逐渐增加运动量,延长活动时间。如果在很长时间内极少运动或根本不运动的情况下开始锻炼,那么宜坚持每次锻炼5分钟,每日锻炼多次,累计时间至少为30分钟。例如,每日可以快走或上下楼梯3次,每次10分钟,也可以每日进行2次,每次15分钟。

锻炼一段时间后,可将每次连续的运动时间逐渐增加至20~60分钟,每周3~5次。每次锻炼前应进行5~10分钟的热身活动,锻炼后应进行5~10分钟的整理活动。热身活动和整理活动可以是一边轻柔地舒展四肢一边散步,也可以是骑车缓慢行驶。

运动的时间要科学

痛风患者运动的时间宜选在午睡后至晚饭前。清晨起床时人体肌肉、关节及内脏功能低下,此时盲目运动易造成急、慢性损伤,甚至诱发心脏病和中风;夜晚气温偏低,运动时易于损伤阳气。因此痛风患者选择晨练和摸黑锻炼都是不可取的。

运动后要注意休息

体育运动对人体健康是十分有益的,然而职业运动员群体的痛风患病率比普通人群更高。原因有三:①运动使新陈代谢加速,因此尿酸产生就会增加。②激烈运动时流汗增加,所以尿量就会减少，由于尿酸主要是随尿液排泄的，因此尿量减少尿酸排泄就会减少。③运动后体内会产生过多的乳酸，而乳酸会阻碍尿酸的正常排泄，使尿酸存积在体内，引起尿酸升高。

因此，激烈运动后，人体有尿酸升高的现象，但24小时后即可恢复正常，然而职业运动员每天均须做激烈的训练，休息不到24小时，即尿酸还未恢复正常就又要开始训练，这是职业运动员较容易患痛风的根本原因。同理，痛风患者运动后应注意充分休息，至少24小时，并摄入充足的水分以促进乳酸、尿酸排出。

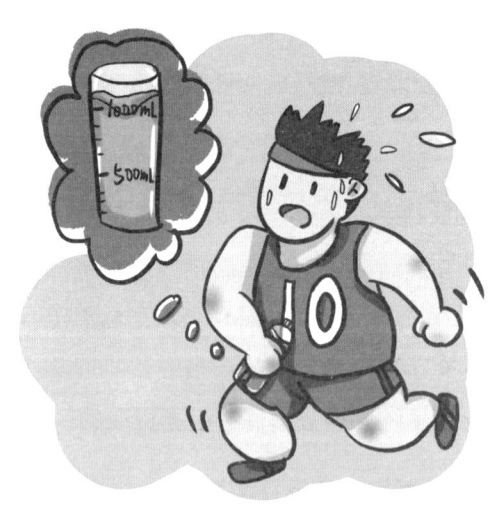

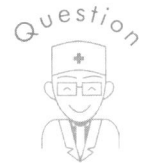

10. 出现痛风石的关节该如何进行日常护理

（1）急性发作时

◎卧床并将患肢抬高，使患侧关节充分休息直到疼痛减轻，在发作后持续休息24小时。

◎冰敷缓解肿胀。

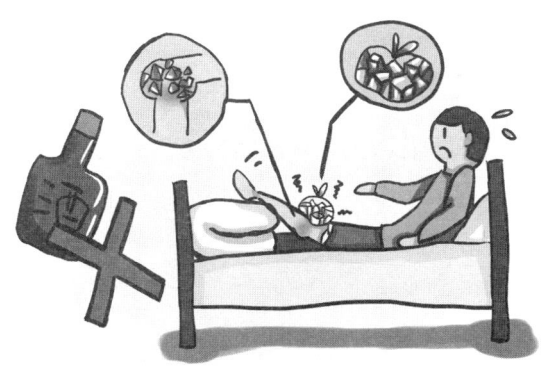

◎杜绝饮酒，尤其是啤酒和烈性酒。

(2) 痛风石破溃时

痛风石破溃处由于血液循环差，细胞再生能力弱，加上感染和慢性肉芽肿等原因，难以自行愈合。严重者可引起脓毒血症。可以进行如下处理：

◎保持局部创面清洁，每天用生理盐水和碘伏清洗创面，尽可能将结节内的尿酸盐清除干净，以加快伤口的愈合。

◎若较大的痛风石破溃，范围广、破溃时间长者，需前往正规医院进行手术切除。

◎如已并发感染，出现发热症状，应尽快入院治疗，切勿自行服用抗生素等药物，以免延误病情。

(3) 慢性阶段

在慢性阶段，可以通过适宜的关节运动与康复锻炼，避免关节僵直挛缩，防止肌肉萎缩，恢复关节功能。

关节运动三大原则：①量力而行。运动量要以次日不感觉疲劳为标准。②循序渐进。活动范围、活动强度应由小到大。③持之以恒。尽量早期锻炼，并制订计划，坚持每天锻炼。

运动方式

以舒缓柔和的有氧运动为主，如散步、打太极拳等。痛风石一般都沉积在小关节，影响较为精细的活动，下面介绍手指、脚趾小关节的活动方式。

手指操

Step1　紧握拳头,然后把手指一个一个地伸开,尽量向后伸,使手指变为扇形。

Step2　用一只手用力拉另一只手的每一个手指,两手相互交替地拉。

Step3　两手张开,先弯曲双手大拇指;左右手同时再弯曲一根手指,以此类推,直至双手握拳。然后从小指开始,两手同时逐个松开手指,直到两手完全张开。如此为一遍,可反复做几遍。

Step4　两手用力张开,然后十指交叉握拳,左手大拇指握在内,右手大拇指握在外;左右手大拇指换位置,即左手大拇指握在外,右手大拇指握在内。如此为一遍,可反复做几遍。

Step5　两手张开,大拇指指尖与食指指尖相捏;松开食指,大拇指指尖与中指指尖相捏;松开中指,大拇指指尖依次与无名指、小指指尖相捏。如此为一遍,可反复做几遍。

脚趾操

Step1　脚底板平放于地面,所有脚趾尽量提起,至足弓有拉扯感为度。

Step2　放下所有脚趾,只提起2个大脚趾。

Step3　放下大脚趾,提起两脚的其他4个脚趾。

进阶动作:同时提起一只脚的大脚趾及另一只脚的4个脚趾。两脚交替进行。

注意:如果冬天室外太冷,可选择在室内活动,避免关节受凉。

保护关节的方式

除了进行运动和锻炼外,保护关节还有以下方法。

◎用更多更轻的关节作为支撑点。例如，推开沉重的门时将力量集中在肩膀上而非手上。

◎利用多个关节分散物体的重量。例如，用两只手提购物袋或将重量均匀地分散在一个双肩包或帆布背包中。

◎避免关节长时间保持一个固定的动作，应经常变换姿势，使关节得到适当休息。

◎避免进行一些容易导致关节变形的动作，如用手指拧瓶盖或用双手拧湿的衣物。

◎避免长时间做一些重复的动作，如打字、编织等。

◎正视关节痛楚，当关节感到过度疼痛时应立即停止活动。

◎能坐着做的工作，就不要站着做，更不要弯腰做，以减轻下肢关节和脊柱的负担。

如何做家务活

在关节出现痛风石后，做家务会成为一项挑战。通过一些措施，可使做家务变得更容易。但面对负荷量较大的家务，比如搬桌椅等应尽量避免去做。痛风患者的首要任务是保护好已经"生病"的关节。

以下措施会使家务变得更容易：①将物品放在容易接触的地方。②使用手扶栏杆上下楼梯。③使用长柄工具拾取物品或进行清洁。④安装更容易开关的水龙头。⑤做饭时使用一些电动厨房设备。

患处皮肤护理

痛风患者平时应做好痛风石所发部位皮肤的护理，尽量避免出现患处皮肤的破溃。

◎注意患处皮肤的清洁，清洁时动作应轻柔。

◎注意保持患处皮肤的完整，减少摩擦。发生在手指处的痛风石，可适当使用护手霜保持患处皮肤的光滑；如果痛风石发生在脚趾处，应穿较为宽松的鞋子。

◎不要挤压患处。若痛风石较大，影响日常生活和工作，可以前往医院进行手术处理。

控制体重

关注疾病局部的同时，我们也要有整体观念，如果患者的体型属于肥胖或者超重范围，就需要控制体重了。肥胖不仅与高尿酸血症息息相关，更可加重身体关节的负担，加速关节间软组织的磨损从而引发骨关节疾病。因此，减重在痛风石的治疗中十分重要。

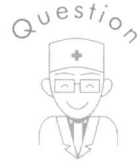

11. 如何减轻痛风带来的心理负担

痛风带来的生理上的痛楚,会严重影响患者的社会生活及生活质量,必然会引起心理上的负担和痛苦,甚至导致情志抑郁。

中医认为,情志因素对疾病的影响非常重要。保持心情愉悦,身体气机才能调达顺畅,脾胃功能得以正常运化,药物才能发挥最大的作用,同时可增强自身的免疫功能。

良好的心态有利于疾病的治疗,那么痛风患者要如何减轻心理负担呢?

 (1)正确认识疾病,掌握疾病防治知识

许多痛风患者由于长期疼痛及缺乏对痛风的

了解，往往会产生不同程度的焦虑、恐惧心理。所谓"知己知彼，方能百战不殆"，掌握一些有关痛风的常识，对痛风的防治有很大的帮助。

需要明确，痛风是一个可防可治的疾病，但其治疗需要长期坚持。有两种极端的态度需要改正：一是认为痛风就如同感冒发烧一样，经过一段时间治疗就会痊愈，因而抱着过分乐观的态度；二是认为痛风无法根治，因此过于悲观消沉，自暴自弃，从而产生忧虑、紧张、烦躁情绪。其实只要严格按照医嘱正规治疗，并且践行健康的生活方式，痛风是完全可以得到良好控制的。因此要有战胜疾病的信心，并付诸行动。

掌握正确的疾病知识可减轻痛风急性发作时的心理负担。心理学家认为对疾病产生恐惧和焦虑感的原因是对疾病的不了解。因此，掌握正确的疾病知识有助于消除对于未知的恐惧和焦虑，有利于减轻心理负担。

（2）学会调控情绪

保持平和的心境

要想办法使自己的心情保持平静、轻松、愉悦、快乐。患者的心境越平和，康复得就越快。除此之外，患者平常要把注意力集中在好的事情上，多想美好的未来，多做有利于疾病康复的事情。

允许负面情绪的存在，但不能沉溺其中

面对疾病，出现忧虑、恐惧、消沉情绪是正常的，但不能长期沉溺其中不能自拔。良好的心态能坚定战胜疾病的信念，调动

积极性去寻求有效的治疗。同时,乐观向上的生活态度,可以明显减轻疾病的痛苦,因此调整心态是第一要务。

积极治疗

痛风患者需要定期去医院复查,若病情有变化,则应在治疗上加以调整,以达到最佳疗效。有的患者觉得定期复查太麻烦,自己没有特别不适就不去医院复查,这是因小失大的做法。因为有些并发症是在悄悄发展的,只有通过全面系统的检查才能发现,经常定期检测有关指标,可以防止或延缓并发症的发生发展。

(3)坚定战胜疾病的信心

充满激情

在与疾病作斗争时,要有一定的激情,使自己的情绪适度兴奋,并坚定战胜疾病的信心,这样才能有热情投入到战胜疾病的每一个行动中。

制订小目标,并努力完成

痛风患者可以为自己制订多个短期小目标,内容涵盖饮食、运动、放松心情等,比如每日饮水2L、连续1周不吃火锅、每日行走8000步以上等,完成目标后可给予自己一定的奖励,并把目标逐步提高。

(4)学会倾诉

在中医理论体系中,肝主疏泄,能调畅气机,促进和调节气血运行。情志抑郁、闷闷不乐,或性情急躁、亢奋易怒则可导致肝气郁结，影响机体的健康。

适当的倾诉能达到疏肝解郁的效果。将郁积在内心的不愉快通过倾诉释放出来，有利于肝气的疏泄，也有利于患者情绪的平复。而平和的心情对于疾病的康复有积极的影响。

家人的支持对患者而言是非常重要的。建立融洽和谐的家庭关系，体谅患者、帮助患者，与患者共同面对疾病，向患者传递一个"同舟共济"的信号，患者才会将因患有痛风产生的负面情绪倾诉给家人听，患者的情绪才会平复。

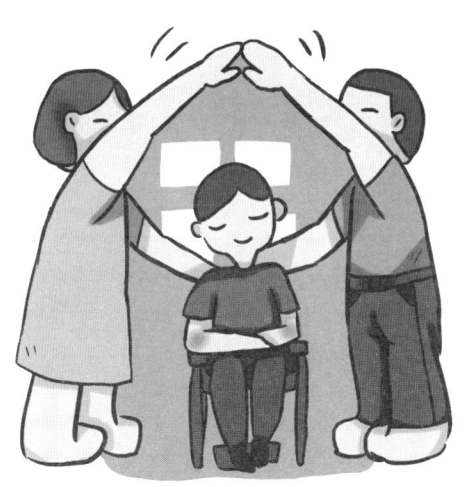

第五部分
痛风及其并发症的预防

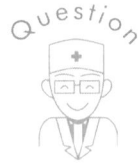

1. 痛风的三级预防是指什么

俗话说：一分预防大于十分治疗。中医也早有"不治已病治未病"的观念，那么我们应该如何预防痛风的发生呢？

近年来，科学的三级预防方法日益受到人们的重视。三级预防是根据疾病的进程开展的三个级别的预防工作。包括无病时的一级预防（健康促进和特定疾病预防），疾病早期的二级预防（筛查及早期诊治），疾病后期的三级预防（减少死亡、减轻残疾）。

痛风的三级预防是针对痛风的三个阶段——潜伏期（高危人群）、初期（已经发生痛风的人群）和患病期（已经被痛风及其并发症困扰的人群）不同病情的患者进行的预防，目的是延缓病情进展。

（1）痛风的一级预防

痛风的一级预防是针对痛风的危险因素进行预防，其预防对象是痛风家族史直系亲属、体力活动少者、嗜酒者、营养过剩和肥胖者，以及体检发现血尿酸偏高的高尿酸血症患者。痛风的危险因素包括遗传因素、性别、年龄等不可改变因素，以及饮食习惯、营养状况、工作及生活条件、体力活动、职业等可改变因素。后者通过个人努力加以调整，即通过改变不良的饮食习惯、劳逸结合、加强运动等方式可以减少痛风的发生。

健康的饮食习惯：预防痛风最主要的是养成健康的饮食习惯，多素少荤，多饮水，以减少体内尿酸的生成，增加尿酸的排泄。

节假日不能松懈：千百年来，中国人非常重视节日，逢年过节，饮食多以高嘌呤、高热量食物为主，但是对于痛风的预防对象而言，节假日期间切记不可暴饮暴食。

时常关注身体健康：预防痛风需要积极保持标准体重，避免营养过剩及肥胖。每1~2年应做一次较全面的体格检查，尤其是40岁以上者或肥胖者，检查项目应当包括血尿酸测定，这对预防痛风非常重要，可以早期发现高尿酸血症，防止痛风发作。

远离不良嗜好，培养健康生活习惯：吸烟、酗酒等不良嗜好极易导致痛风，应远离。还要注意劳逸结合，长期从事脑力劳动者，每日应当参加一定的体力活动。生活要有规律和节制，并持之以恒。同时培养乐观主义的精神，经常参加文娱活动及体育锻炼。

（2）痛风的二级预防

痛风的二级预防是指对已发生痛风的患者做到尽早诊断，及时进行全面系统的治疗，以防止病情加重，导致严重的并发症。

已确诊的早期痛风患者应禁止进食高嘌呤食物，如海鲜、肉类，尤其是动物内脏等。而且还要戒烟限酒，每天保证摄入充足的水分，尽量饮用白开水或 pH 值为 7 的矿泉水。

关节红肿疼痛较严重的患者，应遵医嘱适当使用镇痛消炎类药物，如秋水仙碱或非甾体抗炎药，防止病情加重及发生并发症。待主要症状控制后，患者可进行适当的体育锻炼。在此期间，患者仍需要配合饮食控制、多饮水等措施，以有效地预防痛风性肾结石和皮下痛风石的形成。当然，患者切记要去正规医院就诊，规范治疗才能有效控制病情，减少痛风反复发作。

（3）痛风的三级预防

痛风后期的患者已经经受过多次痛风的折磨，此时的预防主要是为了预防痛风并发症的发生和发展，提高患者的生活质量。痛风性肾病是痛风常见的并发症，也是最折磨患者的一种疾病。尿酸增高是引起痛风性肾病的基础，控制血尿酸是预防痛风性肾病的前提。故此时患者需要在医生指导下选择正确有效的降尿酸药物，使血尿酸维持在正常水平。

降尿酸的药物主要分为两大类，一类是促进尿酸排泄的药物，如苯溴马隆，服药期间应大量饮水。尿酸在碱性环境下更容易排出，因此可以通过药物（比如碳酸氢钠片）将尿液变碱性。另一类是抑制尿酸生成的药物，如别嘌醇。由于该药有导致发热、胃肠不适、白细胞及血小板减少、肝功能损害、严重过敏反应如剥脱性皮炎等副作用，因此服药期间须定期检查肝功能、血常规，如发现异常应立即停药。当然，这些药物也是需要患者去正规医院，在医生指导下合理服用的。

除此之外，患者要注意控制血压。高血压会引起或者加重肾脏损害，而痛风患者多伴有血压增高，故需严格控制血压。可选择的降压药有血管紧张素转换酶抑制剂（如卡托普利、依那普利、培哚普利），或血管紧张素Ⅱ受体阻滞剂（如氯沙坦、缬沙坦、伊贝沙坦）。这些药物对肾脏有保护作用，同时可降低血压。感染同样会对肾功能产生不利影响，且影响尿酸排泄，若是发生尿路感染，要做到早控制、早治疗。

对于疾病的治疗，民间流传一句俗话：三分治，七分养。这个观点不无道理。预防和调护在整个疾病的治疗期间都起着非常重要的作用，因此，痛风患者不管处于哪个阶段，都应从今天做起，坚持健康的饮食习惯，保持良好的心情和生活作息习惯。持之以恒，就会带来正面的效应。

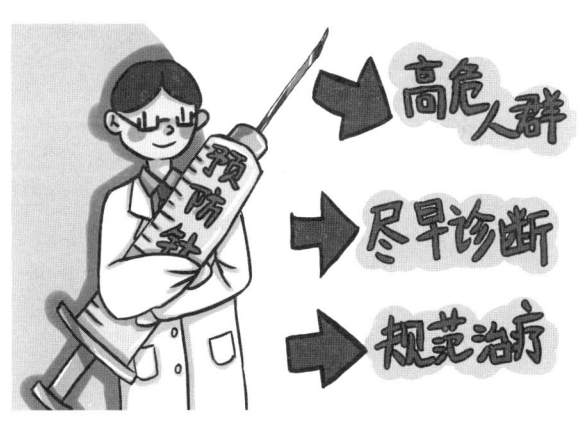

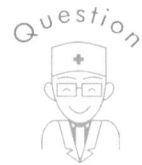

2. 痛风的非药物预防指的是什么

预防痛风首先要控制体内尿酸的含量。对于痛风没有发作过的高尿酸血症患者,通过改变生活方式可以有效降低血尿酸;如果既往有痛风发作的情况,在改变生活方式仍不能较好控制的情况下,应当加用药物治疗。痛风的非药物预防指的就是改变生活方式,主要包括管住嘴、迈开腿、控体重、多饮水。

(1) 管住嘴

人体 20% 的尿酸来源于食物,控制饮食可以在一定程度上起到降低尿酸浓度和预防痛风急性发作的作用。

"管住嘴"应当注意以下几个方面：①时刻注意食物的嘌呤含量。可选用低嘌呤食物，适量进食中嘌呤食物，避免食用高嘌呤食物。嘌呤易溶于水，肉类可煮沸后去汤食用，避免吃炖肉或卤肉。②多吃新鲜蔬菜、水果。③避免饮用酒精饮料（特别是啤酒）。④保持营养均衡。"管住"≠"禁止"，牛奶、鸡蛋、瘦肉等是优质蛋白要适量补充，过度控制饮食有害健康。严格控制饮食只能降低 70～90 μmol/L 的血尿酸，因此不能只吃蔬菜、水果，否则会因为饥饿、乳酸增加，导致痛风更容易发作。

另外，痛风患者要避免饮食方面的两个误区。

误区一：只吃素食以缓解痛风

临床观察发现，尿酸正常的痛风患者营养不良的发生率高于尿酸偏高的痛风患者，这可能就是只吃素食矫枉过正的结果。要知道，肉类是人体蛋白质的主要来源，肉类摄入过少，会导致营养不良、机体抵抗力下降。况且，过于严格控制嘌呤，容易引起"二次痛风"。所以，在痛风缓解期，痛风患者可适当进食肉类，增加蛋白质摄入量。

误区二：患痛风不吃豆制品

黄豆等豆类属于含嘌呤较高的食物，但在黄豆制作成豆腐、豆腐干等的过程中，大量嘌呤会随之而流失，所以，豆制品的嘌呤含量相对较少。喜欢喝豆浆的痛风患者，在痛风缓解期每天喝一杯豆浆是没有问题的，只是要注意在喝豆浆的同时，要相应减少肉类的摄入量。

(2) 迈开腿

适当的体育锻炼对于痛风患者，特别是长期从事脑力劳动或长期不运动的痛风患者来说，是大有裨益的。"迈开腿"应当注意以下问题。

坚持正确的运动：主要为有氧运动，如快走、慢跑等。

运动要适量适度：运动量不宜过大，尤其是痛风反复发作的患者，关节处可能已经有损伤，不宜过量运动。运动时的心率应控制在170－年龄（次/分），如70岁的老人，运动时的心率应控制在170－70=100（次/分）。

运动要循序渐进、持之以恒：首次运动时间15分钟，保持2周后增加到30分钟，再过2周增加到45分钟，随后可一直保持。因故暂停运动重新开始运动要重新计算运动时间。每周运动5次以上即可。

(3) 控体重

控制和保持标准体重可有效预防痛风的发生。身体质量指数（BMI）是衡量人胖瘦程度及是否健康的一个标准。例如一个人身高为175cm、体重为70kg，则他的BMI为70÷（1.75×1.75）=22.86（kg/m^2），而我国普通人BMI正常值为18.5～23.9。另外，减轻体重的过程同样需要循序渐进，否则容易导致酮症或痛风急性发作。

(4) 多饮水

很多人往往在口渴时才想起喝水，而且往往是大口喝水，这种做法是不对的。喝水应该一口一口慢慢喝，不能等渴了再喝，应在两顿饭之间适量喝，最好隔一个小时喝一杯。还可以根据自己尿液的颜色来判断是否需要喝水,一般来说,人的尿液为淡黄色,如果颜色太浅,则可能是水喝得过多;如果颜色偏深,则表示需要多补充一些水分。睡前少喝、睡后多喝也是正确的饮水原则。痛风患者饮水可增加尿酸排泄,每日饮水量以2000~3000mL 为宜,以白开水、碱性矿泉水、新鲜果汁等为好,不推荐浓茶、碳酸饮料等。

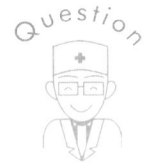

3. 痛风患者应该怎样保护肾脏功能

痛风患者血尿酸呈过饱和状态，尿酸沉积于肾组织可引发肾损害。痛风性肾病的临床表现可有尿酸结石、蛋白尿、水肿、夜尿、高血压、血尿酸升高及肾小管功能损害。

大量研究表明，无症状高尿酸血症不仅可导致肾脏疾病的发生，而且可加重已有的肾脏损害。痛风性肾病按照发病时期可分为早、中、晚三个时期，病情和症状都依次加重。痛风患者建议做到以下几方面来保护肾功能。

◎合理饮食。包括选用低嘌呤食物、禁用高嘌呤食物，多饮水，限盐，多吃蔬菜、水果，禁用刺激性食品，戒烟酒。

◎积极治疗与血尿酸升高相关的代谢危险因素，如高脂血症、高血压、高血糖。

◎避免应用升高血尿酸的药物。

◎血尿酸在 420 ～ 480μmol/L（7 ～ 8mg/dL）的慢性肾脏病患者是否给予积极治疗尚有争议，建议先行非药物治疗。

◎对于肾功能正常的慢性肾脏病患者，未合并心血管危险因素或心血管疾病、血尿酸 >540μmol/L（9mg/dL）时给予药物治疗。

◎对于肾功能正常的慢性肾脏病患者，合并其他心血管危险因素或心血管疾病、血尿酸 >480μmol/L（8mg/dL）时给予药物治疗。

◎对于肾功能异常的慢性肾脏病患者，血尿酸 >480μmol/L（8mg/dL）时给予药物治疗，包括使用碳酸氢钠碱化尿液，使用别嘌呤醇抑制尿酸合成，使用苯溴马隆增加尿酸排泄。

◎药物治疗期间需要注意监测药物不良反应。

◎降尿酸治疗标准：血尿酸 <360μmol/L（6mg/dL）。

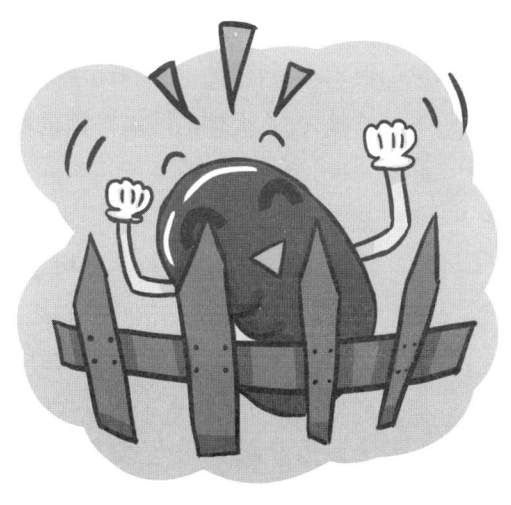

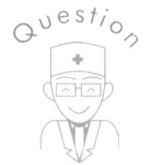

4. 痛风患者应如何预防病情复发

(1) 痛风复发的原因

治疗方法不科学：人体的酸碱平衡取决于肾脏，尿酸也主要是通过肾脏排泄的，因此治疗痛风的根本在于肾脏。如果肾脏排泄尿酸的功能得不到修复，那么人体的酸碱平衡也就得不到修复。如此一来，治疗痛风就不能达到标本兼治的目的，痛风就容易复发。

走入了治疗误区：许多痛风患者只重视急性期的治疗，其实痛风的治疗重在缓解期，只要在这一时期控制好尿酸，调整好肾功能，就能阻止痛风的发作。如果患者不听从医嘱，在缓解期不按时不按疗程服药，就容易导致通风反复发作。

嘌呤摄入量缺乏控制：嘌呤的每日摄入量应控制在150mg以下。急性期的2~3天内应选用嘌呤含量很少或者不含嘌呤的食物，禁用含嘌呤高的食物。慢性期应每周至少2天完全选用嘌呤含量很少的或者不含嘌呤的食物，其余几天每餐可选用一种嘌呤含量较少的食物，其他为基本不含嘌呤的食物，或者选用一种嘌呤含量较高的食品，其他为不含嘌呤的食物。

没有控制每日进食总热量：痛风患者每日进食总热量应比正常人少10%~15%，不可过多吃零食，也不可每餐吃得过多、过饱。病情较重时应以植物蛋白为主，碳水化合物应是能量的主要来源。

不注意控制体重：痛风伴肥胖会影响药物治疗效果，降低药物敏感性，导致痛风反复发作。因此，肥胖者应当合理减肥。但应注意逐渐减重，过度减重会引起酮症酸中毒，从而诱发痛风的急性发作。

大量饮酒：有些患者在痛风症状消失之后，就把禁酒等日常禁忌忘得一干二净，又开始饮酒，所以导致痛风复发。

受寒及过度劳累：受寒及过度劳累均可使人体自主神经调节紊乱，致体表及内脏血管收缩，从而减少尿酸排泄。因而痛风患者要在寒冷季节穿暖和些，避免受寒，平时避免过分劳累和精神紧张。

剧烈运动：剧烈运动可致出汗过多，机体失水可使血容量、肾血流量减少而影响尿酸排泄，引起尿酸升高，痛风复发。

没有定期复查：应定期查尿酸水平，每3个月一次，每年要查肾脏B超。有些患者认为治疗之后就没必要复查，殊不知，这就是引起痛风复发的原因之一。

（2）预防痛风复发的做法

节制饮食：控制饮食的总热量，少吃高嘌呤食物，严格戒酒，多吃蔬菜、水果。一般每天应进食蔬菜1kg（含嘌呤高的蔬菜应避免），水果4~5次。

定期检查：应定期检查血尿酸。中青年人应当每1~2年进行一次全面的常规体检。如已确诊为高尿酸血症和痛风，应当更加警惕，随时关注尿酸和血压水平。

大量饮水：每天的饮水量应达到2500~3000mL，多吃含水分多的食品，这样可以通过增加尿量的方式帮助肾脏排出尿酸，也可以减轻尿酸对肾脏的损害。

避免诱发因素：保持精神愉快，避免过度劳累、精神紧张、寒冷、剧烈运动等痛风诱发因素。

慎用抑制尿酸排泄的药物：如氢氯噻嗪（双氢克尿塞）、呋塞米（速尿）等噻嗪类利尿药。

积极治疗痛风的相关疾病：特别是要防止肥胖，保持标准体重，防止暴饮暴食。

及时就医：若痛风急性发作，应及时就医，切勿迷信各类偏方而延误病情，甚至导致更严重的后果。

痛风反复发作的特点困扰着广大患者。因此，呼吁各位患有高尿酸血症或痛风的读者，应及时前往正规医院治疗，平时通过上述积极的干预措施，防止痛风反复发作。